洋葱伯克霍尔德菌
次生代谢产物及其抗真菌作用机理

李 新 著

中国原子能出版社

图书在版编目 (CIP) 数据

洋葱伯克霍尔德菌次生代谢产物及其抗真菌作用机理 /
李新著 . -- 北京：中国原子能出版社，2022.5
　　ISBN 978-7-5221-1967-0

Ⅰ . ①洋… Ⅱ . ①李… Ⅲ . ①抗真菌药－研究 Ⅳ .
① R978.5

中国版本图书馆 CIP 数据核字（2022）第 090955 号

内 容 简 介

　　目前，真菌疾病依然是威胁人类健康和造成农业损失的主要原因之一。因此，开发新型、安全和有效的抗真菌药物显得尤为重要。从微生物代谢产物中寻找和发现新型抗真菌物质，是获得新药的一条有效途径。本书利用凝胶色谱技术，从 *Burkholderia cepacia* CF—66 的发酵液中分离得到一种新型抗真菌物质（命名为 CF66I）。采用波谱分析技术及化学降解等方法对其结构进行初步解析，CF66I 是一种含有多个重复单元 (CH_2CH_2O 或 HPO_4—CH_2—CH_2—O)，且连接多条不同脂肪链的复杂聚合物。利用荧光染色、双向电泳以及实时荧光定量 PCR 等现代生物分析技术对该化合物的抗菌活性和作用机理进行了深入研究。

洋葱伯克霍尔德菌次生代谢产物及其抗真菌作用机理

出版发行	中国原子能出版社（北京市海淀区阜成路 43 号 100048）	
责任编辑	白皎玮	
责任校对	冯莲凤	
印　　刷	北京九州迅驰传媒文化有限公司	
经　　销	全国新华书店	
开　　本	710 mm × 1000 mm　　1/16	
印　　张	8.5	
字　　数	135 千字	
版　　次	2023 年 4 月第 1 版　　2023 年 4 月第 1 次印刷	
书　　号	ISBN 978-7-5221-1967-0　　定　　价　　138.00 元	

网　　址：http://www.aep.com.cn　　　E-mail:atomep123@126.com
发行电话：010-68452845　　　　　　　　版权所有　侵权必究

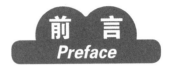

前　言
Preface

　　目前,真菌疾病依然是威胁人类健康和造成农业损失的主要原因之一。因此,开发新型、安全和有效的抗真菌药物显得尤为重要。微生物次生代谢产物因其结构新颖、活性多样等特点,一直以来都是获得新药物及其先导化合物的理想资源。作为一种重要的生防菌,洋葱伯克霍尔德菌(Burkholderia cepacia)已成为科学研究的热点,这主要是与其可产生多种结构新颖的代谢产物有关,其中还包括许多尚未被鉴定的生物活性物质。

　　本书是在作者博士课题的基础上,结合后续多年研究成果撰写而成。在系统概述洋葱伯克霍尔德菌相关知识的同时,重点描述了该菌次生代谢产物 CF66I 的分离鉴定及其作用机理,为 CF66I 作为新型农用或医用抗生素的开发利用提供理论支持。全书分为 4 章,第 1 章为洋葱伯克霍尔德菌概述,系统介绍了洋葱伯克霍尔德菌的分类、应用、次级代谢产物及其作用机理等内容;第 2 章则利用凝胶色谱技术对 B. cepacia CF-66 产生的抗真菌活性物质 CF66I 进行分离纯化,并对其生化性质和化学结构进行了初步的解析,以期获得该化合物基本的结构信息;第 3 章考察了 CF66I 对植物病原真菌的抗菌活性,初步建立了该化合物的抗菌谱,并对其抗菌稳定性进行了研究。同时,以目前较难防治的尖孢镰刀菌为对象,采用荧光染色、电镜(TEM)以及实时荧光定量 PCR 等技术,从微观形态和分子生物学水平上研究了不同浓度的 CF66I 对丝状真菌的作用机制;第 4 章重点研究了 CF66I 对人体条件致病性真菌 - 白色念珠菌的抗菌活性,并采用生化分析、电镜(SEM 和 TEM)、荧光染色以及双向电泳等技术研究了 CF66I 对该菌的作用机理。

　　本书的撰写集聚了作者所在课题团队多年的智慧和心血,在撰写过程中参考并引用了大量的书籍、专著和文献,在此,向这些专家、编辑及文献原作者表示衷心的感谢。虽然本书经过多次的检查与修改,但难免存在一些问题,还希望广大的学者积极地提出有关的问题,通过后期的修正使本书更加完善。本书的出版得到了"特色农产品发展"山西省服务产业创新学科群(2018)、山西省基础研究计划面上项目(202303021211114)、嗜盐微生物资源利用山西省科技创新人才团队(2022)、嗜盐微生物资源利用运城市重点实验室(2021)等项目的大力支持。

作　者

2022 年 5 月

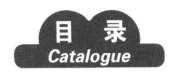

目　录
Catalogue

随着人们对环境污染、食品安全和人类自身健康的日益重视，以及耐药菌株的出现，寻找新的具有抗菌活性的天然产物已成为抗生素和农药等领域的重要课题。微生物是天然活性产物的重要来源，其次级代谢产物具有高度的多样性，主要表现为化学结构与生物活性的多样性。在过去的几十年里，通过对微生物代谢产物的研究，发现并开发了许多重要的药物和先导化合物。

人类认识微生物的历史源远流长，但认识到微生物是新药开发的重要源泉，有目的地从微生物次级代谢产物中发现新药的历史，至今不到70年。所谓微生物次级代谢产物，是指在微生物生命活动过程中产生的极其微量的、对微生物本身的生命活动没有明显作用，而对其他生物体往往具有不同的生理活性作用的一类物质。人们利用不同来源的细菌、放线菌和霉菌，通过不同的分离培养技术，使其产生多种多样的次级代谢产物，再通过各种筛选技术和分析检测技术，寻找其中新的、具有各种生理活性的次级代谢产物。

作为一种重要的生防菌，洋葱伯克霍尔德菌（*Burkholderia cepacia*）已成为科学研究的热点，这主要是与其可产生多种结构新颖的次级代谢产物有关，其中还包括许多尚未被鉴定的生物活性物质。

1.1 洋葱伯克霍尔德菌简介

洋葱伯克霍尔德菌(*B. cepacia*)原属假单胞菌属,是一种广泛存在于土壤、水和植物表面,并与医院感染密切相关的革兰氏阴性细菌。20世纪 50 年代初,它首先作为植物病原菌被认识,美国的植物病理学家 Burkholder 于 1949 年发现该菌可以引起洋葱茎腐烂,故称其为洋葱假单胞菌。该菌主要分布在土壤和灌溉水中,在洋葱鳞茎形成后,由于收割等原因造成的伤口侵入,或者是黏附在叶部上的菌被水冲刷进入组织内后产生一种内多聚半乳糖醛酸酶,并将洋葱的组织泡软,造成鳞茎腐烂。另外,一些洋葱伯克霍尔德菌还是有害的冰核细菌,具有诱发植物体内水分结冰的作用,是引起植物发生霜冻害的关键因素。在没有冰核细菌存在的情况下,植物能耐 −7 ～ −8 ℃的低温而不发生霜冻,但是在冰核细菌存在的情况下,同样条件的植物在 −2 ～ −3 ℃下就发生冻害。

20 世纪 80 年代初,该菌作为人体条件致病菌被广泛报道,在医院常污染自来水、体温表、喷雾器、静脉导管、医疗器械等,造成医院内传播,导致各种疾病感染。洋葱伯克霍尔德菌还可以使人类患上各种疾病,尤其是使囊性肺纤维化病人感染洋葱伯克霍尔德氏菌而患"洋葱伯克霍尔德氏菌综合征"致死。20 世纪 80—90 年代,在囊性肺纤维化病人中患"洋葱伯克霍尔德氏菌综合征"的数量大增,感染率高达 40%。此外,有报道称该菌还可以引起脚气病和慢性肉芽肿病。

1992 年,Yabuuchi 等正式将该菌及其他 6 个属于 rRNA Ⅱ 群的假单胞菌归为一个新属,即伯克霍尔德菌属。

1.2　洋葱伯克霍尔德菌的分类

近年来,随着细菌分类技术的发展,洋葱伯克霍尔德菌已不仅仅是作为一个种,它是一组基因型不同而表型相近的复合物,统称为洋葱伯克霍尔德菌复合型(*Burkholderia cepacia* complex,Bcc)。根据基因特征,目前人们将 *B. cepacia* 共分为九个基因型,其中基因型 I 仍保留 *B. cepacia* 种名,其他 8 个基因型均被命名为不同的种(表 1-1)。近年来的研究发现,从囊性肺纤维化病人体内分离得到的菌株以基因型 III 最多,其次是基因型 II,其他的基因型分离数量较少,这也就意味着 Bcc 菌株 II 和 III 可能是所有菌株中毒力最强且具有传染性的人体条件性致病菌。

表 1-1　洋葱伯克霍尔德菌的基因型

编号	种名	来源	肺纤维化病人体内丰度 /%
基因型 I	*B.cepacia*	植物病原菌(洋葱),根际,土壤,水,人体	2.6
基因型 II	*B.muLtivorans*	根际,人体	37.8
基因型 III	*B.cenocepacia*	医院,人体,根际,土壤	50.0
基因型 IV	*B.stabilis*	医院,人体	0.2
基因型 V	*B.vietnamiensis*	根际,土壤,人体	5.1
基因型 VI	*B.dolosa*	人体	2.0
基因型 VII	*B.ambifaria*	根际,水,人体	0.7
基因型 VII	*B.anthina*	根际,人体	—
基因型 IX	*B.pyrrocinia*	土壤	0.0

1.3 洋葱伯克霍尔德菌的应用

1.3.1 植物病害防治

植物土传病害是造成农业损失的主要原因之一,而80%的土传病害则是由真菌引起的,它们通常侵染植物根部,引起植物根部乃至全株的病害,造成重大的经济损失。随着人们对环境保护意识的提高以及对农产品质量的保护,以化学农药为主的防治手段正逐步被各国政府禁止使用,此时既能控制有害生物又无公害的微生物源农药成为研究热点。洋葱伯克霍尔德菌作为生防菌,可有效防治多种植物土传病害。目前国内外关于利用该菌防治由立枯丝核菌(*Rhizoctonia solani*)、镰刀菌(*Fusarium* spp.)和霉菌(*Pythium* spp.)等引起的植物猝倒病害的报道居多。人们从环境中分离获得了大量新的洋葱伯克霍尔德菌菌种,并具有可发展为微生物农药的潜力。Mao等从稻谷根部分离得到了Bcc生防菌株BC-F,并利用其对西红柿及胡椒上的土传病害进行防治,取得了良好效果。Li等发现利用该菌也可有效防治由*Pythium ultimum*引起的猝倒病害进行。另外,从植物根际土壤中发现的新菌株Bcc 2.2N、BC11、Lyc2和MM-B16均可明显抑制植物病原真菌的生长。另有报道称洋葱伯克霍尔德菌还可作为生物杀虫剂使用,如H11菌株能够有效杀死线虫*Caenorhabditis elegans*。

目前在美国注册的洋葱伯克霍尔德菌的生防菌有"Blue Circle""Type Wisconsin""Deny"和"Interecpyty",我国注册的有"亚宝"等。

受各种生物及非生物因素的影响,单种生防菌在复杂的根围及土壤条件下防病效果通常不太稳定,且难以达到防治多种病原菌的目的。因此利用生防菌组合防治植物病害成为国内外研究的新热点,并已有成功的先例,如洋葱伯克霍尔德菌BY与芽孢杆菌RB14-C组合使用可有效防治由立枯丝核菌引起的土豆猝倒病害;*B. cepacia* 5.5B与双核(BNR621和P9023)联合使用对比单一菌株对由立枯丝核菌引起的猩猩木茎、根腐病有更好的防效。另外,洋葱伯克霍尔德菌还被用来与化学或物理方法相结合防治病害。Omar等发现生防菌Bcc-91结合低浓度的杀菌剂 carbendazim 可明显减轻番茄枯萎病的发生，大大提高了防病效果，也降低了病菌抗药性发生的风险。De Costa 等从香蕉表面分离的一株 Bcc 菌株，可有效防治香蕉炭疽病（Colletotrichum musae），结合热处理方法可显著提高其病害控制效果。

1.3.2 植物生长促进剂

植物根际是微生物多而活跃的区域，主要以细菌为主。根际周围的有益细菌能促进植物对矿质营养的吸收和利用，或者产生促进植物生长的代谢物，甚至抑制有害微生物，因此，这类能直接或间接地促进植物生长的细菌又被称为根围促生菌（Plant growth-promoting rhizobacteria，PGPR）。作为一种植物根围优势菌，洋葱伯克霍尔德菌能够显著提高玉米、小麦等多种农作物产量，受到人们的关注。

洋葱伯克霍尔德菌促进植物生长的机制，可分为直接和间接两种方式：首先，B. cepacia 可产生一种专门结合铁的小分子蛋白 - 铁载体（嗜铁素，siderophore）。产生铁载体被认为是植物促生菌最主要的促进植物生长的间接方式，这主要是因为载体铁蛋白能结合植物根际有限的铁离子，而形成的铁 - 铁载体复合体又不能被植物病原真菌利用，从而抑制了病原菌的繁衍和侵染能力；另一方面根际促生菌通过铁 - 铁载体复合体可以向植物提供铁营养，从而使植物获益，另外，植物促生菌所产生的 siderophore 还可诱导某些植物的系统抗御反应，使植物具有更好地抗御病原的能力。该菌通过产生有活性的次级代谢产物抑制植物病原真菌，也可间接地促进植物的生长。例如，玉米种子被 Bcc 菌株 MCI7 包衣后，其植株感染病原镰刀菌的概率大大降低，且植株鲜重和株高均显著增加，表明种子细菌化后，可使大盘的细菌附着于萌发的种子周围，并随着胚根伸长而迁移到植物根系的其他部位，同时该菌在植物根部的竞争和定殖可将大量的有害微生物排除在植物根系之外，从而减轻了有害微生物对植物生长不利的作用，进而促进植物生长。其次，B. cepacia 促进植物生长的直接方式是该菌不仅具有固氮的作用，可以提高农作物对氮的利用率；同时还可以分泌植物生长激素，如吲哚乙酸（IAA）等。Malik 等和 Ruasul 等从水稻根际分离出的 Psedomonas 96-51 菌株，其产生 IAA 的量可达 35 μg·mL^{-1}，而从 Kallar 草、水稻根际分离出的固氮菌株 Psedomonas 96-51 也可产生 IAA。此外，一些

B. cepacia 菌株还具有溶解磷酸盐的能力,从而促进植物对释放的磷的吸收。Babu-Khan 等克隆到了该菌溶解磷酸盐的基因。

1.3.3 降解有毒物质

化学农药的大量使用以及工业污染物的大量排放,导致自然环境中芳香族化合物等有毒物质的含量急剧增加,而利用微生物进行降解是消除其危害的重要途径之一。洋葱伯克霍尔德菌具有独特的代谢能力,它可将多种物质作为碳源使用,包括地下水或土壤中有毒且难降解的污染物,如邻苯二甲酸盐以及除草剂或农药中的卤代芳香族化合物等,因此被广泛用于降解环境中的各种有害的工农业污染物。三氯乙烯常用于干洗业或脱脂剂使用,是污染水源的主要原因之一,该菌的一个菌株 G4 可通过由苯酚或色氨酸诱导的芳香族途径将三氯乙烯降解,而该菌株的突变体则可以在不加任何诱导物的情况下直接降解三氯乙烯。洋葱伯克霍尔德菌对工业生产中常见的污染物—苯酚也具有很强的降解能力。刘涛等从炼油厂废水中分离筛选到一株高效降解苯酚的洋葱伯克氏菌 L68,该菌以苯酚为唯一碳源,培养 24 h 后可将苯酚迅速降解,36 h 后其细胞内的邻苯二酚 2,3- 双加氧酶活力达到最高,表明该菌对苯酚降解具有较高的生物活性,具有一定的应用潜力。

1.3.4 工业生产上的应用

洋葱伯克霍尔德菌具有应用到工业生产中的潜力,这主要归功于它独特的降解能力。周金葵等从大庆油田分离到一株可降解石油烃的微生物菌株,经鉴定为洋葱伯克霍尔德菌,该菌可以将长链烷烃降解成碳链较短的烷烃,改变石油的组成,实现石油化学品的生物转化。此外,它被用来降解煤(褐煤,经过强氧剂处理、呈高氧化状态的煤烟及无烟煤)从而制取石油、其他形式的燃料以及获得某些工业原料(如甲醇)。

1.4　洋葱伯克霍尔德菌产生的次级代谢产物

　　洋葱伯克霍尔德菌之所以能够抑制病原菌,并促进植物生长,主要源于它能产生多种具有生物活性的代谢产物。

1.4.1 抗生素类

　　洋葱伯克霍尔德菌产生的抗生素类代谢产物主要包括硝吡咯菌素(pyrrolnitrin)、吩嗪(phenazine)、葱假孢素(cepacin)、木假丝菌素(xylocandins=cepacidines)、cepaciamide 、phenylpyrroles、pseudanes(=quinolinones)以及其他未鉴定的化合物。近年来研究较多的是硝吡咯菌素和吩嗪。

　　硝吡咯菌素(图 1-1)是一种绿色带有苯基的化合物,其首次分离于洋葱伯克霍尔德菌基因型 IX (*B. pyrrocinia*),后来陆续发现其他生防细菌如荧光假单胞菌(*Pseudomonas flurescens*)、铜绿假单胞菌(*Pseudomonas aeruginosa*)、金色假单胞菌(*Pseudomonas aureofaciens*)等也产生该化合物。硝吡咯菌素对许多人类细菌性和真菌性疾病都具有一定的防治效果,同时抑制多种植物病原真菌包括立枯丝核菌、灰葡萄孢、大丽花轮枝孢和核盘菌等,尤其对立枯丝核菌抑菌活性显著。其抑菌机制主要是阻碍呼吸链中脱氢酶和细胞色素之间的电子传递从来抑制病原真菌的生长。

　　吩嗪(图 1-1)是一种分子量小的水溶性化合物,不同属的细菌如伯克氏菌、链霉菌、假单胞菌、海洋细菌以及弧菌等均可产生该抗生素。近年来人们发现控制吩嗪(phenazine-1-carboxylic acid)合成的基因家族存在两种类型,一类 PCA 合成基因已在荧光假单胞菌、铜绿假单胞菌、金色假单胞菌等细菌中发现,另一类 PCA 基因则存在于 Bcc 中。利用 PCA 基因遗传改良生防菌株已初显成效。将 PCA 基因转入荧光假单胞菌 SBW25 菌株后,该菌株能明显降低豌豆感染白腐病的程度。但关于 phenazine 在植物根围的生物合成以及如何抑制病菌生长的机制还未知,需进一步深入研究。

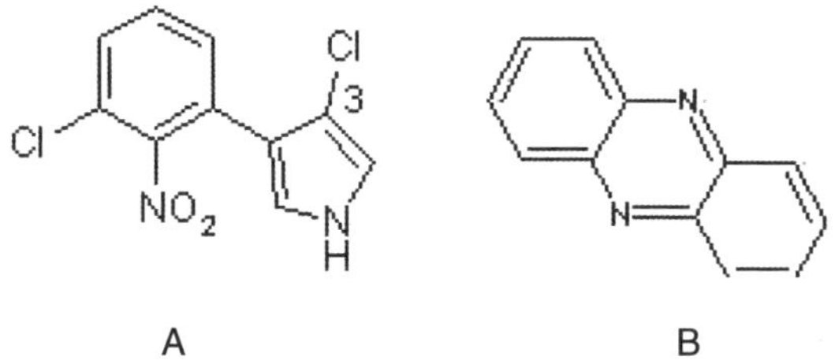

图 1-1 硝吡咯菌素(A)和吩嗪(B)的化学结构

Fig 1-1 Chemical structures of pyrrolnitrin (A) and phenazine (B)

1.4.2 嗜铁素(siderophore)

自然界中许多微生物产生铁离子螯合剂即嗜铁素,具有溶解含铁化合物的功能,可避免铁离子缺少的限制而得以生存。荧光假单胞菌产生嗜铁素增加螯合铁离子的竞争能力,从而抑制土传病菌的生长。洋葱伯克霍尔德菌在离体条件下产生四种嗜铁素,包括水杨酸(salicylic acid)、绿脓菌螯铁蛋白(pyochelin)、鸟菌素(ornibactins)和洋葱伯克菌素(cepabactin)。

另外,洋葱伯克霍尔德菌还可以产生能促进植物生长的植物生长激素,如吲哚乙酸(IAA)。也有报道称该菌可以产生一些降解真菌细胞壁的酶。

1.5 抗真菌药物及其作用机理的研究进展

近年来,随着免疫缺陷患者的增多以及新的治疗技术的发展,临床上广谱抗生素、化疗药物和免疫抑制剂的大量使用,真菌感染尤其是深部真菌病发病率逐年增加。自发现第一个抗真菌抗生素灰黄霉素以来,该领域取得了长足的进展,相继有很多抗真菌药物用于临床,但这些药物的作用程度、机制以及毒性等不尽相同。抗真菌机理从根本上讲,就是研究药物作用靶点的问题,对药物进行抗真菌机理的研究可以帮助人们对新兴药物在临床上的应用作出评价,并有助于发现新的药物作用靶点,为寻找更加高效、低毒、广谱的药物提供分子水平上的重要依据。

抗真菌药物作用机制大致可分为作用于真菌细胞壁,作用于真菌细胞膜,影响真菌核酸合成和功能,以及抑制真菌蛋白质生物合成等 4 大类。某一类药物可能有其独特的作用机理,也可能有多种不同的作用机制,而两类或两类以上的药物可能具有相同的作用机理。近年来,随着微生物源抗真菌药物研究的进展,又有一些新的作用途径和作用靶点被发现,一批具有开发前景的化合物已进入临床研究。

1.5.1 作用于真菌细胞膜

真菌细胞膜与哺乳动物细胞膜功能类似,它是一种渗透屏障,能够控制细胞内外物质的交流和信号转导通路,其主要成分为磷脂类、鞘脂类、固醇和蛋白质。作用于真菌细胞膜的药物主要是通过干扰细胞膜(固醇和脂质)合成、损坏膜脂质结构及其功能、对膜的机械性损伤等发挥作用。

1.5.1.1 干扰细胞膜固醇合成

麦角固醇(Ergosterol)是真菌特有的一种细胞膜成分,与哺乳动物的胆固醇结构类似,它是一种准平面分子,通过与磷脂结合而增加膜的稳定性。麦角固醇的缺乏以及其非平面固醇前体的累积会造成真菌胞膜的破裂。麦角固醇的合成是一个复杂的过程,其生物合成路线如图1-2 所示。目前已发现有多类药物影响着膜麦角固醇的合成,它们分别阻止其合成途径中的多个环节,最终使膜麦角固醇合成受阻,造成其固醇前体大量累积在膜内,使胞膜结构破坏,抑制真菌细胞生长。

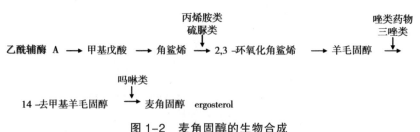

图 1-2 麦角固醇的生物合成

Fig 1-2 Biosynthesis of ergosterol

（1）抑制角鲨烯转化成 2,3- 环氧化角鲨烯的角鲨烯环氧化酶

角鲨烯环氧化酶（Squalene epoxidase，SE）与质膜相结合需分子 O_2、NAD（P）H 和 FAD，它不属于 P450 酶系，在角鲨烯转化为刚性甾体的过程中起着重要作用。丙烯胺类和硫脲类药物能特异性地抑制角鲨烯环氧化酶，从而阻断麦角固醇的合成，使角鲨烯集于膜内，导致细胞膜脆性增加而破裂，其代表性药物有萘替芬（naftifine）、特比萘芬（terbinafine）和布替萘芬（butenafine）等，结构如图 1-3。特比萘芬是在萘替芬基础上衍生而来，既可口服又可外用，对某些丝状真菌（皮肤真菌、曲霉菌）和双相型真菌有良好体外活性。经衍生化得到的 SDZ87-586，抗菌效力更高。这类药物出现的时间不长，但发展迅速，对其进一步的生化研究有望得到抗菌谱广、毒性低、活性高的新药。

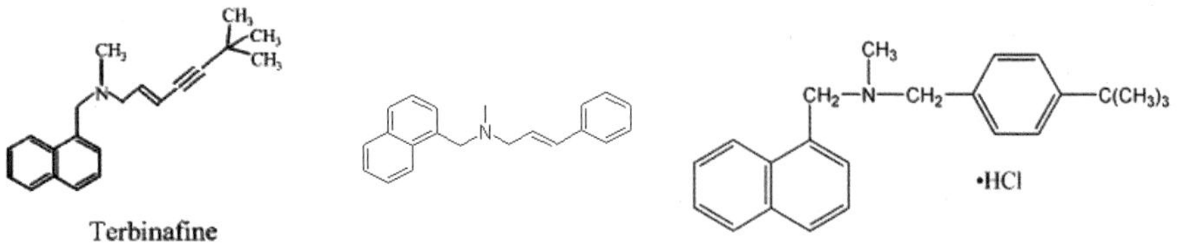

Terbinafine

特比萘芬   萘替芬   布替萘芬

图 1-3　丙烯胺类药物结构

Fig 1-3 Structures of allylamine drugs

角鲨烯（squalene）转变为羊毛固醇是麦角固醇合成的早期步骤，erg1 编码的 SE 催化这一过程。但由于哺乳动物的胆固醇合成中也存在角鲨烯环氧化作用，因此该类化合物对人体毒性较大，临床上多用于浅部真菌感染治疗。真菌与哺乳动物中角鲨烯环氧化酶的氨基酸序列的差异可能是丙烯胺类药物选择性的分子基础。

Ryder 提出角鲨烯环氧化酶与丙烯胺类药物的作用模式假说：药物的萘环部分和酶的角鲨烯结合位点作用；药物的侧链部分和酶的亲脂性位点结合，造成酶构象改变而失活，引起角鲨烯的积累和麦角固醇的缺乏。由于角鲨烯积累使细胞膜渗透性增加，导致真菌细胞死亡。

（2）抑制 C_{14}- 去甲基化酶

细胞色素 P450 酶系能催化大量生物底物氧化，从氧分子获得极强的氧化力，其作用在羟基化和相关的引入氧的反应中较为重要。其活性

部位含有一个结合于血红素卟啉基上的铁原子,与 O_2 结合后以高铁形式(V价)存在,并形成铁氧配合物。

在真菌麦角固醇的生物合成途径中,羊毛固醇的 C-14 位去甲基化反应是其合成的关键步骤,催化该步骤的 14α- 去甲基酶(14α-demythylase,14-DM)是一种细胞色素 P450 酶,其活性位点含有一个血红素基团。三唑类和咪唑类药物(图 1-4)的氮唑环上未被取代的氮原子能与血红素卟啉基上的 Fe 原子络合,以阻止酶底物羊毛甾醇及分子氧与 14α- 去甲基酶的结合,造成固醇前体的积累和麦角固醇的耗尽,导致质膜结构和功能的改变,产生抗真菌作用。

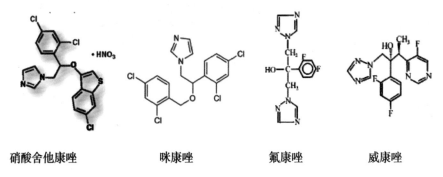

图 1-4 咪唑类和三唑类药物的化学结构

Fig 1-4 Chemical structures of azoles and triazoles

唑环上未被取代 N 和 P450 卟啉基上的 Fe 以很高的亲和力按化学计量 1∶1 的低自旋络合,表现出典型的 II 型谱特征(最大吸收峰约在 430 nm,峰谷约在 390 nm),从而使 P450 酶与氧原子的结合减少,P450 酶减少或丧失催化氧化能力,造成平面甾体 24- 甲叉双氢羊毛甾醇的持续累积,不能和真菌细胞质膜磷脂的脂酰链很好地嵌合。经 EPR(电子顺磁共振)证实,这一结果使细胞质膜流动性改变,减少真菌膜对 K^+ 的通透性,致使细胞内含磷化合物分解,细胞死亡。在大多数酵母和真菌类中,唑类药物的这种作用导致细胞停止增长而不致细胞死亡。而在其他种类(*C. neoformans* 和 *A. fumigatus*)中,特殊唑类如伊曲康唑具有杀真菌的作用。

(3)抑制 C_{24}- 甲基转移酶

C_{24}- 甲基转移过程包含两个重要的合成固醇结构的中间体 A 和 B。通过合成 A 或 B 的结构类似物 C(X=NH,S),与 A 和 B 形成竞争性抑制,阻止它们与靶酶的结合,从而达到抑制 C_{24}- 甲基转移酶的目的,见图 1-5。

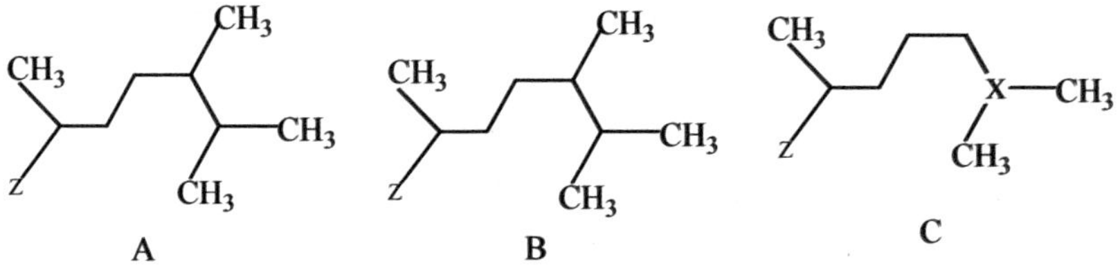

图 1-5　C_{24}- 甲基转移过程中两个中间体 A 和 B 及其类似物 C

Fig 1-5 Two important intermediates A and B during the process of C_{24}-methyl translation and their analog C

（4）抑制 C_{14}- 还原酶和 $\triangle_8 \rightarrow \triangle_7$ 异构化酶

在 14- 去甲基羊毛固醇转化为麦角固醇的最后一步中,存在两个重要的关键酶,即 C_{14}- 还原酶和 $\triangle_8 \rightarrow \triangle_7$ 异构化酶,这两个过程涉及碳正离子的形成。吗啉类药物等高能正碳离子化合物在这个过程中也容易产生正碳离子,因而会对 C_{14}- 还原和 $\triangle_8 \rightarrow \triangle_7$ 异构化过程中产生的正碳离子形成竞争性抑制,达到"蒙骗"酶的作用,导致细胞膜上的多糖不规则聚集及主要代谢紊乱,使细胞膜结构发生改变来达到杀菌目的。

1.5.1.2 干扰细胞膜鞘脂合成

鞘脂（Sphingolipid）在真菌细胞膜中的比例很少,但对于细胞功能是必不可少的,其介导的细胞信号转导途径控制着细胞的分裂、增殖和凋亡,其生物合成途径如图 1-6 所示。虽然真菌的鞘脂生物合成途径与人类有很多相似之处,但某些酶是真菌所特有的,如 IPC 合酶等,因此它一直是具有开发前景的作用靶点。

天然化合物金担子素（Aureobasidins）、鲁司米星（Rustmicin）、Khafrefungin 能够抑制 IPC 合酶,使生长期真菌细胞内神经酰胺积累,导致质膜和微管结构破坏。金担子素 A 到 R 是一系列环缩肽,尤其对白色念珠菌体外活性高,还是酵母和人肿瘤细胞 ABC 转运子的底物,并且竞争性抑制其他底物的外排。鲁司米星是由小单孢菌产生的大环类 IPC 合酶抑制剂,同样也是多药转运蛋白的底物。Khafrefungin 由真菌产生,结构中包含醛糖糖酸和 22 元线性聚酮酸。其极性醛糖糖酸头部与磷酸肌醇结合是 Khafrefungin 专一性抑制 IPC 合酶的原因。

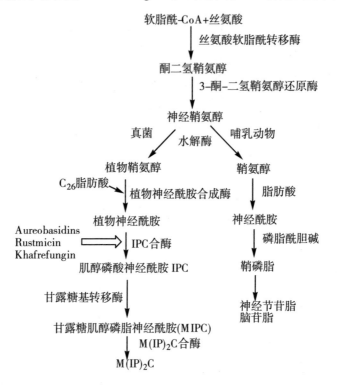

图 1-6　真菌和哺乳动物细胞中鞘脂生物合成途径

Fig 1-6 Biosynthetic pathways of sphingolipids in fungi and mammal

1.5.1.3 损坏膜脂质结构及其功能

在不影响细胞膜脂质及固醇合成的情况下,还有一类药物即多烯大环内酯类抗真菌药物,它可以通过与细胞膜麦角固醇结合,从而干扰细胞膜结构和功能来达到杀菌目的。

具有抗真菌活性的多烯类抗真菌药物都来源于链霉菌,包括两性霉素及其衍生物、制霉菌素等。这些分子通过一个内酯键成环,包含 2 部分:3-7 个共轭双键的刚性亲脂性部分;由很多羟基及一个海藻糖胺构成的极性部分。其中,两性霉素 B 是主要的一线抗真菌药物,对很多临床全身性感染的真菌非常有效。

目前对两性霉素的作用机理主要是由于其能与细胞膜的麦角固醇结合。分子的疏水部分即大环内酯的多烯与麦角固醇结合,形成中空圆

柱状固醇 - 多烯复合物,破坏了细胞质膜的渗透性。分子的亲水部分即大环内酯的多醇部分则在膜上形成水孔,导致细胞因电解质和基质外泄而死亡。除了在质膜上形成孔以外,两性霉素 B 还抑制质膜上酶(如白色念珠菌的质子 ATP 酶),并且通过膜脂过氧化导致细胞的氧化损坏。麦角固醇与人体胆固醇结构类似,两性霉素 B 均能结合这两种膜脂质上,破坏其结构,干扰膜的功能,致使细胞受损死亡,所以两性霉素 B 的抗真菌作用与毒副作用都较强,使两性霉素 B 的应用受到限制,目前主要对其进行减少毒副作用的研究。但光谱学试验已经证明,两性霉素与麦角固醇的亲和力要比与哺乳动物细胞膜上的胆固醇大。

1.5.1.4 对真菌细胞膜的机械性损伤

一般能破坏真菌细胞壁,就会继发细胞膜的损伤,因为合成细胞壁的酶多在膜上,壁破裂的碎屑能刺破胞膜,详细见后述。

1.5.2 作用于真菌细胞壁

真菌细胞壁作为真菌与周围环境的分界面,起着保护和定型的作用,其主要成分包括几丁质、β - (1,3) - 葡聚糖和甘露聚糖蛋白等。通过抑制细胞壁成分的合成或破坏其结构,可以达到抑制、杀灭真菌的目的。由于细胞壁这一结构在哺乳动物细胞中不存在,使得真菌细胞壁成为理想的药物作用靶位。根据作用靶位,作用于真菌细胞壁的药物可分为 β - (1,3) - 葡聚糖合酶抑制剂、几丁质合酶抑制剂以及作用于甘露聚糖和甘露聚糖 - 蛋白质复合物的药物。

1.5.2.1 抑制 β - (1,3) - 葡聚糖合酶

在真菌细胞壁的葡聚糖中,线性 β - (1,3) - 葡聚糖数量最多,它构成了细胞壁的骨架,维持真菌细胞外形。β - (1,3) - 葡聚糖是在位于细胞膜上的 β - (1,3) - 葡聚糖合酶的作用下,由尿苷二磷酸(UDP) - 葡萄糖聚合而成。抑制该酶可使真菌细胞壁结构异常,导致细胞破裂,内容物渗漏而死亡。脂环肽类药物是结构上含有环肽和脂溶性侧链的天然或半合成的抗生素大家族,该家族成员都是 β - (1,3) - 葡聚糖合酶的非竞争性抑制剂,其中以棘球白素(echinocandin)类似物和卓孢霉素(papulacandin)类似物为代表。这两类抗生素可以通过抑制 β -(1,3)-

葡聚糖合酶活性从而达到阻断真菌细胞壁合成的效果。

棘球白素（echinocandin）类为含六肽环的脂肪酸衍生物，echinocandin B 是该类最早被发现具有抗真菌活性的化合物，但会导致溶血。研究表明，棘球白素类的侧链在保持抗真菌活性中起到重要作用，去酰化除去其侧链导致该化合物失活，化合物的侧链要有一定长度、达到一定的亲脂性才会有活性，但增加侧链亲脂性的同时也能增强溶血作用，所幸与活性的增强不一致。对其侧链改造得到抗真菌药物西洛芬净（Colifungin），实验表明，其对念珠菌和曲霉菌有很好的活性，且溶血作用只有 ECB 的十分之一，曾进入 II 期临床，但由于有严重的肾毒性而终止临床试验。虽然如此，对棘球白素类的研究从未停止，近年来对其做了大量的结构改造，并广泛考察其安全性、有效性和体内耐受性，已发现一些效果较好的化合物。

Merck 公司开发的 caspofungin acetate（MK0991）是一个水溶性半合成棘球白素类抗真菌药物。体外试验表明，其对念珠菌、曲霉菌、孢子菌和假霉样真菌有活性，尤其是对氟康唑耐受的念珠菌有活性，自身不产生耐药性，与氟康唑和两性霉素 B 无交叉耐药性，无溶血作用。动物试验表明，它能延长受念珠菌和曲霉菌感染的小鼠的生存期，并降低组织中的真菌数量。该药主要通过肝脏代谢，在体内有广泛的分布，在肝、肾和大肠中含量高，小肠、肺和脾中含量较低，脑组织中含量最低，说明该药不能通过血脑屏障发挥作用。II 期临床试验用于治疗 HIV 阳性的无粒细胞减少的食管念珠菌病，作用优于两性霉素 B 且没有明显的不良反应。该药已于 2001 年上市。

FK463 是 Fujisawa 开发的水溶性半合成脂肽，具有广谱活性，对氟康唑耐受的念珠菌有杀灭作用，且作用强于两性霉素，可显著降低组织中的真菌数量和血浆中 β-（1,3）-葡聚糖的浓度。人体试验表明其血药浓度与剂量呈现稳定的比例关系，代谢半衰期为 11.3 h ~ 13.9 h，未观测到其有肝肾等毒性，目前已开始对其进行治疗 HIV 患者食管念珠菌感染的 III 期临床试验。

研究发现，棘球白素类六肽环中的某些基团，尤其是羟基对保持化合物的抗真菌活性不是必需的，因此去除这些基团可简化结构。多肽环中的 L-高酪氨酸基是保证良好抗念珠菌活性的重要基团，（2S,3S,4S）-3-羟基-4-甲基脯氨酸可增强抗菌作用，扩大抗菌谱，但其重要性不如 L-高酪氨酸。在此基础上 Klein 等对该类化合物进行了全合成并进一步研究了构效关系。他们发现 L- 脯氨酸环在保持化合物活性中起到重要作用,用 D- 脯氨酸取代会大大降低活性,对脯氨酸扩环也会使其失活,在环上引入羟基或氨甲基只增强体外活性,引入氨基则能同时增强体内外抗真菌作用、增大水溶性,其中以 4-β- 氨基 - 脯氨酸活性最好。改变羟丁氨酸基对该类化合物的活性影响不大,用丝氨酸、氨基乙酸取代羟丁氨酸均不会显著降低活性,但改变构型为 D- 羟丁氨酸则会大大降低活性。缩短高酪氨酸上芳香环与母环的连接链可能导致两者相互作用增强而使其分子构形发生变化,导致化合物失活。

从目前的研究成果来看,棘球白素类是一类很有临床应用前景的药物,但它的作用机制目前尚不清楚,相信随着构效关系研究的进一步深入以及作用机制的阐明,将有助于发现活性更好的抗真菌药物。

Papulacandin 是 β-(1,4)- 半乳糖葡萄糖的脂肪酸衍生物,由于其作用仅局限于念珠菌,且体内活性不高而使其发展受到很大限制。目前发现几个活性较好的化合物,如 MerWF3010、corynecandin 和 fusacandin 等。Yeung 等对 fusacandin 的研究发现,该化合物由于和血清蛋白结合被灭活而导致其体内活性差,改变 C-6 位的脂肪酰基可减少其与血清蛋白的结合,提高体内活性。

1.5.2.2 抑制几丁质合酶

几丁质是 β-(1,4)糖苷键连接的 N- 乙酰胺基葡萄糖(GlcNAc)的链状聚合物,是细胞壁的支架结构。几丁质合成酶(chs)催化 GlcNAc 在细胞膜上聚合成几丁质,在真菌细胞的分裂和成熟中起了重要作用。真菌体内主要有 3 种几丁质合酶:chs1、chs2 和 chs3,其中 chs1 是修复酶,chs2 和 chs3 为合成酶。真菌的几丁质合成由多个基因重叠协作来完成,在菌丝体中的几丁质数量比酵母细胞多三倍。因此,抑制几丁质合成的药物在真菌芽管形成和菌丝生长期间作用最强。抑制 A. nidufans 与菌丝正常生长相关的几丁质合成基因 chs B 的表达致使菌株生长缓慢并高度分支。在 Candida albicans 中,几丁质合成酶 II 为酵母相生长所必须,其表达受抑导致酵母细胞生长繁殖受阻。

多氧霉素(Polyoxins)和尼克霉素(Nikkomycin)是链霉菌产生的核苷二肽和核苷三肽化合物(图 1-9),它们的结构与几丁质前体物质 UDP-GlcNAc 相似,是 chs 的竞争性抑制剂。尼克霉素有抗双相真菌的效力,但对酵母菌和丝状菌效果较差,体内抗真菌活性不太理想可能是由于 chs 是位于原生质体膜上,而抑制剂必须要被转运进入细胞才能发挥作用。研究发现,该类化合物的体外活性难以转化成体内活性,原因可能有两点:一是化合物不能有效地透过细胞到膜上发挥作用;二是被胞内酶水解失活。在多氧霉素氨基末端引入疏水基能在加强其抗水解的能力的同时增强抑酶活性。核苷单肽和核苷三肽大多没有抑酶活性,但核苷三肽可在进入细胞后降解成为有活性的核苷二肽,因而可以利用其对肽转运体系的亲和性将其设计成前药。

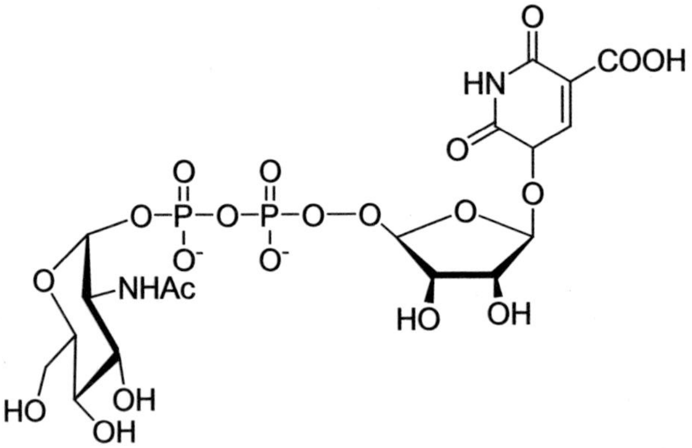

图 1-7　UDP-N- 乙酰基 -D- 氨基葡萄糖

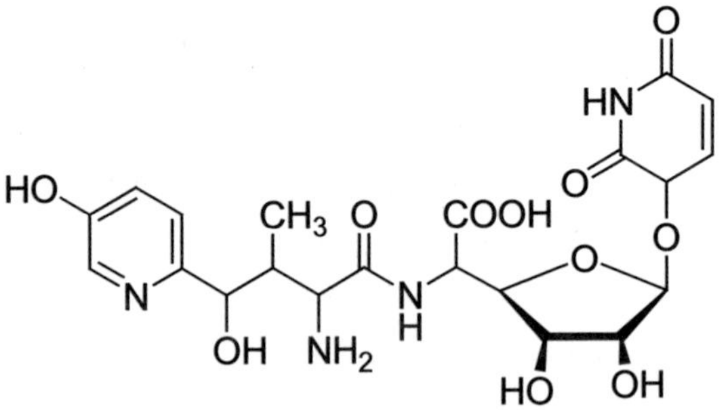

图 1-8　尼柯霉素 Z

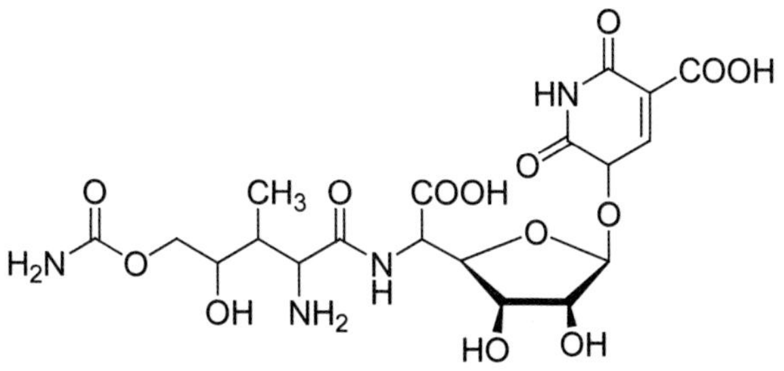

多氧霉素 D

图 1-9　N- 乙酰氨基葡萄糖、尼克霉素以及多氧霉素的结构式

Fig 1-9 Chemical structures of UDP-N-acetylglucosamine，Nikkomycin Z
and Polyoxin B

Arthrichitin/LL15G25 是目前筛选出的一个几丁质合成酶抑制剂，它克服了尼可霉素抗菌谱窄的缺点，对念珠菌和隐珠菌等有广泛活性，但活性仍有待提高。核苷肽类抗生素衍生物 FR2900848 具有 5 个独特的环丙基结构，对皮肤癣菌效果好且低毒；FR2900403 则对白色念珠菌表现出很强的活性。核苷肽类抗生素可被一种二肽渗透酶分解，因此体液中的肽类对其转运具有竞争作用；而多氧菌素由于不易穿过白色念珠菌和其他的一些致病性真菌的细胞膜而易引发耐药性。

1.5.2.3 作用于甘露聚糖及甘露聚糖 - 蛋白复合物

甘露聚糖和甘露聚糖 - 蛋白复合物是真菌细胞壁中的外层结构。普那米星（pradimicin）和贝那米星（benanomicin）类药物（图 1-10）是由马杜拉放线菌产生的，在 Ca^{2+} 存在的情况下，它们可选择性地与真菌细胞壁上的甘露聚糖和甘露聚糖 - 蛋白复合物桥连，使甘露聚糖的空间结构发生改变，胞壁和胞膜正常的接触关系受损，胞壁破裂，裂屑刺入胞膜，使细胞溶解死亡，其作用模式如图 1-11 所示。电子显微镜观察到经 pradimicins 处理后的白假丝酵母细胞表面损坏，伴随膜和壁的破坏。普那米星类抗真菌药物具有广谱的体内、体外活性，并对氮唑类和耐受 5- 氟胞嘧啶的菌株有活性。虽然该类药物的活性只有两性霉素 B 的 2% ～ 25%，但其毒性仅为两性霉素 B 的 0.8%。

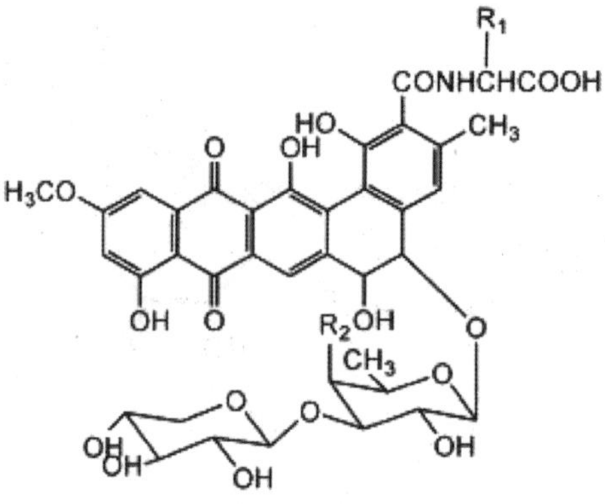

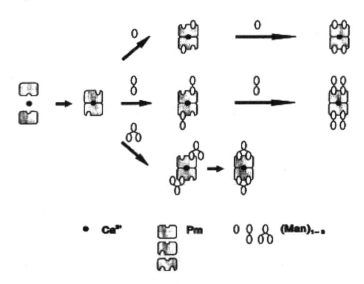

Pradimicin A   R₁=CH₃ R₂=NHCH₃
Benanomicin A   R₁=CH₃ R₂=OH

图 1-10　普那米星和贝那米星的结构式

Fig 1-10 Chemical structures of pradimicin and benanomicin

图 1-11　普那米星与甘露聚糖的作用模式

Fig 1-11 Interaction of pradimicin with mannose

　　构效关系研究表明,化合物母核的 9 位和 14 位羟基对保证活性十分重要,缺少其中任何一个均导致该化合物失活。在 7 位碳上引入羟基也导致该化合物失活,原因可能是引入的 7 位羟基引起 5 位和 6 位碳构型发生变化。15 位碳上氨基酸基团和 5 位碳上糖苷对抗真菌活性至关重要,只有侧链空间位阻较小的 α-D- 氨基酸以酰胺键与 15 位碳相连,化合物才有活性,推测可能是 1 位碳上酚羟基、酰胺碳以及端基羧基的空间排布和静电相互作用所决定的氨基酸构型在抗真菌过程中起到重要作用。去除糖苷或增加一个糖苷成三糖苷均使其失活,末端糖苷与 2 位相连亦使化合物失活,但去除末端的 D- 木糖苷或对木糖苷进行取代或改造对活性的影响不大。4 位 N,N 二取代能在保持体内活性的前提下增加水溶性。

根据构效关系研究对普那米星改造得到其结构类似物 BMS-181184,生理 pH 有很好的水溶性,研究表明,其有广谱体内外抗真菌活性,对目前临床常见的白色念珠菌、新型隐球菌和烟曲霉活性较好,与两性霉素 B 和其他普那米星类无交叉耐药性,但由于有升高转氨酶的作用而被终止临床试验。

1.5.3 干扰真菌核酸合成及功能

灰黄霉素及 5- 氟胞嘧啶(5-FC)临床已使用很久。灰黄霉素结构与鸟嘌呤碱基相似,竞争地干扰真菌 DNA 的合成,但它也能影响哺乳动物的 DNA 合成,因此毒性较大,现已不常用。5-FC 也是早期的抗真菌药物,由于易出现耐药性,因此多用于联合用药治疗系统性真菌感染,已证实其与两性霉素 B 和氟康唑联用有协同作用,以下重点介绍5-FC。

5-FC 的作用机理:(1)5-FC 经胞嘧啶脱氨酶脱氨后形成 5- 氟尿嘧啶(5-Fu),5-Fu 转化成 5- 氟尿嘧啶脱氧核苷(5-FduMP),后形成脱氧尿苷(dUDP),dUMP 置换 DNA 上胸腺嘧啶核苷(dTM P),阻止了真菌 DNA 的正常合成。(2)5-FdUMP 转化成 5-dUDP,后者能替换 RNA 上的三磷酸尿苷,使 DNA 转录错误,形成错误的 mRNA,最终影响了蛋白质的合成。因此,5-FU 的抗菌作用机制涉及干扰嘧啶的代谢、RNA 和 DNA 的合成以及蛋白质的合成等。

5-FC 的毒副作用和耐药性问题,限制了它的使用,联合用药能发挥其强大的抗真菌作用,又能降低毒副作用。近来有人在体外测定了 5-FC 和氟康唑联合用于白色念珠菌后的抗真菌后移协同效应(PAFE),证实两药在体外确实有协同作用,对临床用药具有指导意义。PAFE 测定优于一般抗菌药敏试验观察,是一个值得推广的临床前联合用药可行性评估的体外监测法。

DNA 拓扑异构酶 Ⅰ 和 Ⅱ 是原核和真核细胞内普遍存在的酶, 酶活性的抑制可使酶 -DNA 拓扑复合物稳定而阻碍 DNA 合成和细胞分裂, 造成细胞死亡。致病真菌有较高水平的 DNA 拓扑异构酶 Ⅰ 和 Ⅱ, 故其成为研制新型抗真菌药物的作用靶点。拓扑异构酶 Ⅰ 对白色念珠菌、致病性担子菌和新生隐球菌等的生存是必须的, 且真菌和哺乳动物的拓扑异构酶 Ⅰ 的结构不同, 是理想的抗菌靶点。喜树碱及其衍生物可有效抑制新生隐球菌拓扑异构酶 Ⅰ 的活性, 拓扑异构酶 Ⅱ 抑制剂依托泊苷对念珠菌活性较弱。另外, 许多癌症化疗用药或抗细胞感染系列药物如炭疽环素、喹诺酮等均是 DNA 拓扑异构酶抑制剂。此外, 二芳基呋喃也可以通过与 DNA 结合和抑制内外核酸酶活性表现抗酵母菌作用。

1.5.4 干扰真菌氨基酸和蛋白质合成

目前, 关于药物的这种抗真菌机理报道较少, 蛋白质合成的起始过程结束后, mRNA 上接下来的密码子的翻译由 3 个重复的反应来完成一个氨基酸的掺入。其中 2 个需要非核糖体蛋白的延长因子(elongation factor, EF)。延长过程的最后一步叫作移位, 在真核细胞中由 EF2 催化。延长因子共有 3 种, EF1 和 EF2 为真菌和哺乳动物所共有, EF3 为真菌所特有, 并且真菌和哺乳动物细胞中的 EF1 和 EF2 结构差异较大。因此, EF 是抗真菌药物设计中的重要靶点。

粪壳菌素早在 1971 年就被作为抗真菌药物从 *Sordaria araneosa* 的代谢产物中分离出来。此后, 又从其他微生物代谢产物中发现多种其结构类似物。研究发现, 该类药物的作用机制是: 通过稳定真菌的 EF2- 核糖体复合物阻断移位, 进而抑制蛋白质合成。粪壳菌素衍生物 GM222712、GM237354 (图 1-12) 对很多病原真菌(白色念珠菌、新型隐球菌和卡氏肺囊虫)具有良好的体内外活性。体外抗菌谱广, 某些粪壳菌素在动物模型中可口服是该类化合物的优势, 有理由进一步开发其临床应用潜力。

Cispentacin 及其衍生物(图 1-13)是不常见的环状 β - 氨基酸(图 7), 具有双重作用机制: Cispentacin 可通过主动转运在真菌细胞内迅速积累, 干扰氨基酸转运和代谢; Cispentacin 及其类似物同时还是异亮氨酸 -tRNA 合成酶的低亲和抑制剂, 干扰蛋白质合成。该类化合物中

BAY108888 正在进行 Ⅱ 期临床试验,临床应用的主要障碍是其与几种氨基酸存在拮抗作用。

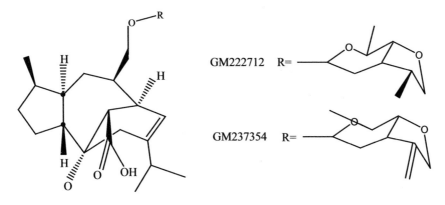

GM222712　R=

GM237354　R=

图 1-12　粪壳菌素衍生物结构式

Fig 1-12 Chemical structures of sordarin

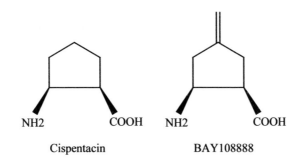

Cispentacin　　　　　BAY108888

图 1-13　Cispentacin 和 BAY108888 的化学结构

Fig 1-13 Chemical structures of Cispentacin and BAY108888

Azoxybacilin 是带有氮化偶氮基侧链的脂肪族氨基酸(图 1-14),可由蜡状芽孢杆菌(*B. cereus*)发酵产生,具广谱抗真菌活性。Azoxybacilin 不直接改变蛋白质合成,而影响 SO_4^{2-} 同化途径中真菌独有的酶。SO_4^{2-} 同化途径对于真菌自身合成含硫氨基酸是必需的,而且该途径还包含了 SO_4^{2-} 至 H_2S 的转化过程,而 H_2S 是合成半胱氨酸和蛋氨酸必备的。

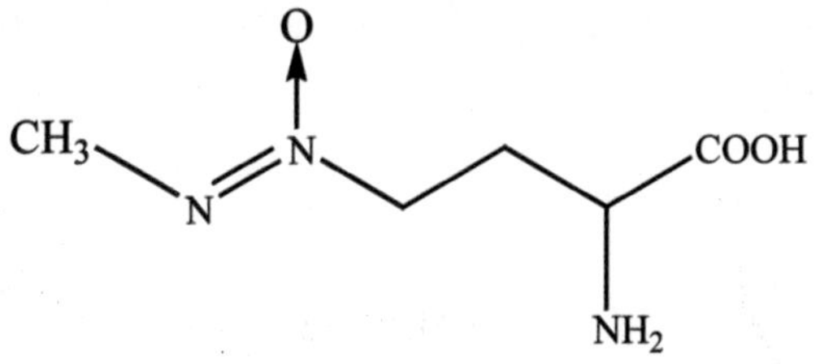

图 1-14　Azoxybacilin 的化学结构

Fig 1-14 Chemical structure of azoxybacilin

1.5.5 其他作用机理

1.5.5.1 电子转移抑制剂

抗霉素 A（Antimycin A）、UK2A 和 UK3A 是一类具有广谱抗真菌活性的化合物。这类电子转移抑制剂具有双内酯结构，它们对线粒体呼吸链的电子转移有抑制作用，干扰线粒体的有氧呼吸，引起真菌细胞死亡，但其具体的作用机制目前尚不清楚。相信随着对该类化合物作用机制的深入研究，线粒体呼吸链有可能成为抗真菌药物作用的新靶点。

环已吡酮氨乙醇（Cicloprtxclamine）是近年来投入市场的羟吡酮类抗真菌剂，其抗菌机理是干扰真菌对大分子物质的摄取及贮存，高浓度时可致胞膜通透性增加，细胞内容物外漏，继发细胞内呼吸受抑，细胞自溶死亡。原因在于此药能络合 Fe^{2+} 和 Al^{2+}，使依赖 Fe^{2+} 和 Al^{2+} 的过氧化物酶受抑，浓度大于 0.27 mg·mL^{-1} 时，可抑制啤酒酵母菌的 NADH 氧化和干扰线粒体功能。电镜下看到白色念珠菌胞膜和细胞器膜受损较重。该药对绝大多数皮肤癣菌、白色念珠菌、新生隐球菌、类星形念珠菌等有强效，对曲霉和青霉也有效。

1.5.5.2 作用于真菌胞浆膜 H^+-ATP 酶

真菌胞浆膜 H^+-ATP 酶可维持跨膜电化学质子梯度，参与营养摄取，调整细胞内 pH，可作为新的抗真菌靶点。除了影响细胞生长，H^+-ATP 酶还可影响真菌双相性。针对该酶设计抗真菌药可具有杀菌作用。

1.5.5.3 其他不明机理

碘化钾是最早使用的抗真菌剂之一,直到现在仍是治疗孢子丝菌病的首选药,但体外含 10% 碘化钾的培养基中孢子丝菌仍能生长,说明该药不直接作用于真菌,以往认为的抗真菌机理为:(1)碘刺激吞噬细胞的髓过氧化物-卤化物杀灭系统($MPO-H_2O_2-I$),使碘活化而杀灭真菌。(2)通过铁离子过氧化物卤化物杀灭系统($Fe^{2+}-H_2O_2-I$)来杀伤真菌。这两种机制目前还有争议。Rex 近来在体内外观察了这两个系统对申克氏孢子丝菌的作用,发现该药治疗前后的吞噬细胞杀灭孢子丝菌的能力无差异,加入抑制 MPO 的叠氮化合物也不降低吞噬细胞的杀灭作用,可见与 MPO 系统无关,但加入羟基消除剂、过氧化氢酶及超氧化物歧化酶后,杀灭作用受到抑制,认为可能是一个氧化过程起作用。另外,也证实 $Fe^{2+}-H_2O_2-I$ 系统也不参与杀灭作用,其机理至今不明,但碘化钾肯定是通过刺激吞噬细胞来抑菌的,可能是一个不依赖 MPO 和 $Fe^{2+}-H_2O_2-I$ 两系统的氧化过程起作用。

1.6 本书的研究背景及计划

众所周知,从微生物次级代谢产物中筛选新型抗真菌药物是人们所关注并取得显著成果的一条有效途径。本实验室成功地分离了对立枯丝核菌(*R. solani*)及尖镰孢菌(*F. oxysporum*)等真菌有强烈抑制作用的 CF-66 菌株。Spcecies-specific PCR 结果证明该菌株不属于洋葱伯克霍尔德菌群中的 genomovar II 或 III,而是归属于 genomovar V。而目前普遍认为 genomovar V 对囊肿性纤维化患者是没有致病性的。

对 CF-66 菌株进行发酵培养后发现,该菌可产生一种高活性的胞外次级代谢产物,本书对该抗菌物质(命名为 CF66I)进行了分离鉴定,并利用现代生物分析技术对其作用机理进行详细研究,为其作为新型农用或医用抗生素的开发利用提供理论支持。

本书的研究内容主要分为以下三部分：

（1）利用凝胶色谱技术对 *B. cepacia* CF-66 产生的抗真菌活性物质 CF66I 进行分离纯化，并对其生化性质和化学结构进行了初步的解析，以期获得该化合物基本的结构信息（第 2 章）。

（2）考察了 CF66I 对植物病原真菌的抗菌活性，初步建立了该化合物的抗菌谱，并对其抗菌稳定性进行了研究。同时，以目前较难防治的尖孢镰刀菌为对象，采用荧光染色、电镜（TEM）以及实时荧光定量 PCR 等技术，从微观形态和分子生物学水平上研究了不同浓度的 CF66I 对丝状真菌的作用机制（第 3 章）。

（3）考察了 CF66I 对人体条件致病性真菌-白色念珠菌的抗菌活性，并采用生化分析、电镜（SEM 和 TEM）、荧光染色以及双向电泳等技术研究了 CF66I 对该菌的作用机理（第 4 章）。

参考文献

[1] Burkholder W. Sour skin, a bacterial rot of onion bulbs[J]. Phytopathology, 1950, 40: 115-117.

[2] 张耀东, 杨文超, 贾翔. 郑州地区植物上冰核活性细菌的分离和鉴定 [J]. 郑州粮食学院学报, 1996, 17（3）: 34-38.

[3] Holmes A, Govan J and Goldstein R. Agricultural use of *Burkholderia*（*Pseudomonas*）*cepacia*: a threat to human health？ [J]. Emerg Infect Dis, 1998, 4: 221-227.

[4] Holmes A, Nolan R, Taylor R, et al. An epidemic of *Burkholderia cepacia* transmitted between patients with and without cystic fibrosis[J]. J Infect Dis, 1999, 179: 1197-1205.

[5] Jenniefr LP and Doug GS. Diversity of the *Burkholderia cepacia* eomplex and implications of risk assessment of biological control strains[J]. Ann Rev Phythtol, 2001, 39: 225-258.

[6] Yabuuchi E, Kosako Y, Oyaizu H, et al. Proposal of *Burkholderia* gen. nov. and transfer of seven species of the genus

Pseudomonas homology group II to the new genus, with the type species *Burkholderia cepacia* (Palleroni and Holmes 1981) comb. nov[J]. Microbiol Immunol, 1992, 36: 1251-1275.

[7] 仪美芹, 王开运, 姜兴印, 等. 微生物降解农药的研究进展 [J]. 山东农业大学学报(自然科学版), 2002, 33 (4): 519-524.

[8] Jong-Su S, Young-Soo K, Yuting H, et al. Degradation of phenanthrene by *Burkholderia* sp. C3: initial 1, 2- and 3, 4-dioxygenation and meta-and ortho-cleavage of naphthalene-1, 2-diol[J]. Biodegradation, 2007, 18: 123-131.

[9] Kim TJ, Lee EY, Kim YJ, et al. Degradation of polyaromatic hydrocarbons by *Burkholderia cepacia* 2A-12[J]. World J Microbiol Biotech, 2003, 19: 411-417.

[10] Caroline MP, Rainer R, Hiltrud L, et al. Biodegradation of 4-nitrobenzoate, 4-aminobenzoate and their mixtures: new strains, unusual metabolites and insights into pathway regulation[J]. FEMS Microbiol Ecol, 2001, 37: 151-159.

[11] 薛勇, 张长恺, 刘涛. 洋葱伯克霍尔德氏菌产邻苯二酚 2,3-双加氧酶的研究 [J]. 生命科学研究, 2003, 7 (2): 156-160.

[12] Burkhead KD, Schisler DA and Slininger PJ. Pyrrolnitrin production by biological control agent *Pseudomonas cepacia* B37w in culture and in colonized wounds of potatoes[J]. Appl Environ Microbiol, 1994, 60: 2031-2039.

[13] Homma Y, Sato Z, Hirayama F, et al. Production of antibiotics by *Pseudomonas cepacia* as an agent for biological control of soilborne plant pathogens[J]. Soil Biol Biochem, 1989, 21: 723-728.

[14] Roitman JN, Mahoney NE, Janisiewicz WJ, et al. A new chlorinated phenylpyrrole antibiotic produced by the antifungal bacterium *Pseudomonas cepacia*[J]. J Agric Food Chem, 1990, 38: 538-541.

[15] Moon SS, Kang PM, Park KS, et al. Plant growth promoting and fungicidal 4-quinolinones from *Pseudomonas cepacia*[J]. Phytochemistry, 1996, 42: 365-368.

[16] Chin-A-Woeng TFC，Bloemberg GV and Lugtenberg BJJ. Phenazines and their role in biocontrol by *Pseudomonas bacteria*[J]. New Phytologist，2003，157：503-523.

[17] Loper JE，Nowak-Thompson B，Whistler CA，et al. Biological control mediated by antifungal metabolite production and resource competition：an overview[A]. In：Ogoshi A，Kobayashi K，Homma Y，Kodama F，Kondo N，Akino S，eds. Ogoshi A，Kobayashi K，Homma Y，Kodama F，Kondo N，Akino S，eds. Plant growth-promoting rhizobacteria：present status and future prospects. Japan-OECD Paris workshop[C]. Sapporo，Japan：Hokkaido University；1997：108-115.

[18] 彭剑，龚炳永. 角鲨烯环氧化酶抑制剂的研究进展 [J]. 国外医药抗生素分册，1998，19（3）：177-183.

[19] 叶丽娟，王铬，朱辉. 抗真菌药物作用机制及真菌耐药机制的研究进展 [J]. 国外医药抗生素分册，2006，27（5）：221-227.

[20] Favre B and Ryder NS. Differential inhibition of fungal amd mammalian squalene epoxidases by the benzylamine SDZ SBA 586 in comparison with the allylamine terbinafine[J]. Arch Biochem Biophys，1997，340：265-269.

[21] 赵更生. 医用药理学 [M]. 北京：人民卫生出版社，1982.

[22] 甘亚，吕丁. 抗真菌药物的作用机制 [J]. 国外医药抗生素分册，1998，19（6）：460-465.

[23] Hitchcock CA. Resistance of *Candida albicans* to azole antifungal agents[J]. Biochem Soc Trans，1993，21：1039-1047.

[24] Yoshida Y，Aoyama Y. Interaction of azole antifungal agents with cytochrome P-450$_{14DM}$ purified from *Saccharomyces cerevisiae* microsomes[J]. Biochem Pharmacol，1987，36：229-235.

[25] Mercer EI. Inhibition of sterol 14 alpha-demethylase enzymes[J]. Biochem Soc Trans，1983，11：663-665.

[26] Lees ND，Kleinhans FW，Broughton MC，et al. Membrane fluidity alterations in a cytochrome P-450-deficient mutant of *Candida albicans*[J]. Steroids，1989，53（3-5）：567-78.

[27] 张娅娇，娄红祥. 天然化合物的抗真菌作用机制 [J]. 食品与药

品，2006，8（7）：9-13.

[28] Lamb DC，Kelly DE，Corran AJ，et al. Role of sterol DELTA（5（6））desaturase in azole antifungal mode of action and resistance[J]. Pestic Sci，1996，46（3）：294-298.

[29] Kerkenaar A. Inhibition of the sterol delta 14-reductase and delta 8-delta 7-isomerase in fungi[J]. Biochem Soc Trans，1990，18：59-61.

[30] Groll AH，Piscitelli SC，Wash TJ. Clinical pharmacology of systematic antifungal agents：a comprehensive review of agents in clinic use，current investigational compounds，and putative targets for antifungal drug development[J]. Adv Pharmacol，1998，44：343-500.

[31] Zambias RA，Hammond ML，Heck JV，et al. Preparation and structure-activity relationships of simplified analogues of the antifungal agent cilofungin：a total synthesis approach[J]. J Med Chem，1992，35：2843-2855.

[32] Klein LL，Li L，Chen HJ，et al. Total synthesis and antifungal evaluation of cyclic aminohexapeptides[J]. Bioorg Med Chem，2000，8：1677-1696.

[33] 李秀峰，庄佩君，唐振华. 真菌中的几丁质合成酶[J]. 世界农药，2000，22（5）：33-38.

[34] Ichinomiya M，Motoyama T，Fujiwara M，et al. Repression of chs B expression reveals the functional importance of class IV chitin synthase gene chs D in hyphal growth and conidiation of *Aspergillus nidulans*[J]. Microbiology，2002，148：1335-1347.

[35] Munro CA and Winter KE. Chsl of *Candida albicans* is an essential chitin synthase required for synthesis of the septum and for cell integrity[J]. Mol Microbiol，2001，39：1414-1426.

[36] Khlare RK，Becker JM and Naider FR. Synthesis and anticandidal properties of polyoxin L analogues containing α-amino fatty acids[J]. J Med Chem，1988，31：650-656.

[37] Albaugh D，Albert G，Bradford P，et al. Cell wall active antifungal compounds produced by the marine fungus *Hypoxylon oceanicum* LL-15G256. III. Biological properties of 15G256 gamma[J].

J Antibiot, 1998, 51: 317-322.

[38] Iwamoto T, Fujie A, Tsurumi Y, et al. FR2900403, a new antifungal antibiotics produced by a kerniasp[J]. J Antibiot, 1990, 43: 1183-1185.

[39] Nishizuka T, Hirosawa S, Hamada M, et al.Selective deoxygenation and O-methylation of benanomicin A: synthesis of 9-deoxy, -9-O-methyl-and 14-O-methylbenanomicin A[J]. J Antibiot, 1997, 50: 765-769.

[40] 胡宏岗, 赵庆杰, 张俊, 等. 抗真菌药物作用靶位的研究进展 [J]. 药学实践杂志, 2005, 23（2）: 65-71.

[41] 郝飞. 抗真菌药物作用靶位的研究进展 [J]. 中国皮肤性病学杂志, 2001, 15（2）: 123-124.

[42] Capa L, Mendoza A, Lavandera JL, et al. Translation elongation factor 2 is part of the target for a new family of antifungals[J]. Antimicrob Agents Chemother, 1998, 42: 2694-2699.

[43] Justice MC, Hsu MJ, Tse B, et al. Elongation factor 2 as a novel target for selective inhibition of fungal protein synthesis[J]. J Biol Chem, 1998, 273: 3148-3151.

[44] 郑维, 权春善, 范圣第. 产生多种抗真菌活性物质菌种的筛选分离和鉴定 [J]. 大连民族学院学报, 2004, 6（5）: 37-42.

[45] Quan CS, Zheng W, Liu Q, et al. Isolation and characterization of a novel *Burkholderia cepacia* with strong antifungal activity against *Rhizoctonia solani*[J]. Appl Microbiol Biotech, 2006, 72: 1276-1284.

[46] Li X, Yu HY, Quan CS. Candidacidal action of CF66I, an antifungal compound produced by Burkholderia cepacia[J]. Trop J Pharm Res, 2011, 10（5）: 577-585.

[47] Li X, Yu HY, Lin YF, Teng HM, Du L, Ma GG. Morphological changes of Fusarium oxysporum induced by CF66I, an antifungal compound from Burkholderia cepacia[J]. Biotechnol Lett, 2010, 32（10）: 1487-1495.

[48] Li X, Quan CS, Yu HY, Wang JH, Fan SD. Assessment of antifungal effects of a novel compound from Burkholderia cepacia

against Fusarium solani by fluorescent staining[J]. World J Microbiol Biotechnol,2009, 25（1）: 151-154.

[49] Li X，Quan CS，Yu HY，Fan SD. Multiple effects of a novel compound from Burkholderia cepacia against Candida albicans[J]. FEMS Microbiol Lett ,2008,285（2）: 250-256.

[50] Li X，Quan CS，Fan SD. Antifungal activity of a novel compound from Burkholderia cepacia against plant pathogenic fungi[J]. Lett Appl Microbiol,2007,45（5）: 508-514.

第2章

新型抗真菌物质的分离纯化及结构鉴定

真菌的危害随处可见,它不仅是造成农业损失的主要原因之一,而且对人类健康也形成了威胁。近年来,随着越来越多的耐药性菌株被发现,现有的抗生素已远远不能满足人们防治真菌感染的要求。因此,研究和开发新型抗生素已成为当务之急。开发新药的基础在于发现具有生理活性的新型化合物或先导化合物,这就必须依靠丰富的物质资源才能展开。微生物及其代谢产物以其丰富的多样性和结构的新颖性引起了科学家们的关注,成为提取新型抗生素的源泉。

洋葱伯克霍尔德菌能产生多种具有生物活性的次级代谢产物,其中有许多挥发或不挥发的活性物质尚未被鉴定。本实验室成功地分离了对立枯丝核菌(*Rhizoctonia solani*)及尖孢镰刀菌(*Fusarium oxysporum*)等真菌有强烈抑制作用的 CF-66 菌株,并通过生理生化特性研究和 16S rDNA 序列分析鉴定该菌为洋葱伯克霍尔德菌菌株 CF-66。对该菌进行培养后,发现其发酵液对病原真菌具有明显的抗菌活性。本章利用凝胶色谱技术对其产生的代谢产物(命名为 CF66I)进行了分离纯化,并利用波谱分析技术及化学降解等方法对其结构进行了初步解析,为后续研究提供理论依据。

2.1 材料与方法

2.1.1 材料

2.1.1.1 菌种及其保藏

洋葱伯克霍尔德菌（*B. cepacia*）CF-66 由本实验室筛选并于 4℃保藏。指示菌：立枯丝核菌（*Rhizoctonia solani* kühn）由广岛大学太田钦幸教授提供。

2.1.1.2 培养基

种子培养基（$g \cdot L^{-1}$）: K_2HPO_4 1.5, KH_2PO_4 0.6, NH_4Cl 2.0, $MgSO_4 \cdot 7H_2O$ 0.5, Na-Citrate 7.5, 酵母粉 8.0, 初始 pH 6.0。

土豆固体培养基（PDA）: 马铃薯 200 g, 葡萄糖 20 g, 琼脂 15 g, 水 1 000 mL, pH 自然。马铃薯去皮, 切成块煮沸 30 min, 用纱布过滤, 加糖和琼脂, 溶化后补足水至 1 000 mL。121 ℃下灭菌 30 min。

2.1.2 主要仪器与试剂

主要仪器：超净工作台（哈东联公司）; Millipore 超纯水装置（USA）; 高速离心机（Beckman, USA）; 恒温摇床（HZ-9301k, 太仓市科技器材厂）; 旋转蒸发仪（R-200, BUCHI, Switzerland）; 冷冻干燥机（Labconco, USA）; 高温灭菌锅（SanYo）; Superdex 75pg（600×26 mm）（Pharmacia, Sweden）; HiPrep Sephacryl S-100（600×16 mm）（Pharmacia, Sweden）; HiPrep Sephacryl S-300（600×16 mm）（Pharmacia, Sweden）; AKTA Explorer 柱层析系统（Pharmacia, Sweden）; Shodex Asahipak ODP-50 6D（150×4.6 mm）（TOSHO, Japan）; 高效液相色谱（LC-10A, Shimazu, Japan）; 元素分析仪（Elementar VARIO_EL, German）; 红外光谱仪（AvatarTM 370, Thermo Electron, USA）; 紫外可见扫描仪（UV2800, Hitachi, Japan）; 气相-质谱联用仪

（QP-5000，Shimadzu，Japan）；核磁共振仪（Mercury Plus 400 MHz，USA）和凝胶渗透色谱（GPC 220，PL，England）等。

试剂：甲醇为色谱纯，其他试剂均为国产分析纯。

2.1.3 实验方法

2.1.3.1 洋葱伯克霍尔德菌 CF-66 发酵液的制备与浓缩

将菌种接种到种子培养基中，37 ℃摇床（200 r/min）培养 48 h，发酵液离心（8 000 r/min）去除菌体，上清液旋转蒸发浓缩后得到粗提液。

2.1.3.2 CF66I 的分离纯化

分离纯化方案如图 2-1 所示。

Superdex 75pg 柱层析：将 Superdex 75pg 柱垂直固定于 HiLoad™ System Ⅰ柱架上，用 20 mmol·L^{-1}磷酸缓冲液（pH 6.0）平衡。取适量的抗菌物质粗提液上样，然后用相同缓冲液洗脱，流速为 2 mL·min^{-1}，检测波长：210 nm，测定各组分对指示菌的抗菌活性后，收集活性组分冷冻干燥。

Sephacryl S-100 柱层析：Sephacryl S-100 柱固定于 AKTA Explorer 柱层析系统上，用上述磷酸缓冲液进行平衡。取适量的上述活性部分上样后，再用相同缓冲液洗脱，流速为 0.8 mL·min^{-1}，检测波长：210 nm，活性检测后收集抗菌组分，冷冻干燥。

Sephacryl S-300 柱层析：Sephacryl S-300 柱固定于 AKTA Explorer 柱层析系统上，用超纯水进行平衡。取上述纯化后的活性组分上样，用超纯水进行洗脱去除磷酸盐，流速为 0.8 mL·min^{-1}，检测波长：210 nm，收集抗菌组分冷冻干燥。

纯度鉴定：冷干后的样品加入少量超纯水溶解，注入 RP-HPLC 系统，流动相：甲醇-水（9∶1）溶液，流速为 0.2 mL·min^{-1}，检测波长为 210 nm，测定样品纯度。

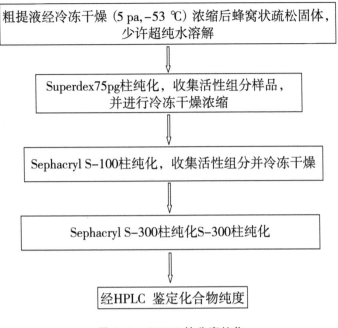

图 2-1　CF66I 的分离纯化

Fig 2-1 Isolation and purification of CF66I

2.1.3.3 抗菌活性测定方法

以立枯丝核菌为指示菌,采用杯碟法测定各收集组分的活性:将溶化后的 PDA 培养基倒入灭菌的培养皿中,冷却后在平板中央放置一个直径为 0.5 cm 的牛津杯。距离牛津杯 2.5 cm 处的四面垂直方向各接上一活化好的指示菌块,然后向牛津杯中加入约 200 μL 待测组分,28 ℃培养 48 h,观察抗菌效果。

2.1.3.4 CF66I 的结构鉴定

（1）元素分析

取大约 1.8 mg 干燥后的纯样品,采用德国贺利公司的 Elementar VARIO-EL 元素分析仪测定其 C、H 和 N 的含量。

（2）分子量范围的 GPC 分析

委托大连理工大学材料科学与工程学院实验室完成。

（3）紫外扫描

约 0.5 mg 样品溶解在超纯水中,以纯水做对照,进行紫外可见扫描。

（4）红外光谱扫描

2mg 样品充分干燥,溴化钾压片后进行红外扫描。

（5）核磁共振 -^{1}H、^{13}C 和 ^{31}P 谱图

^{1}H-NMR:8 mg 样品溶解于 0.5 mL 二甲基亚砜（DMSO）中,以四甲基硅作为内标,常温下测定。

^{13}C-NMR:10 mg 样品溶解于 0.5 mL 重水（D_2O）,常温下测定。

^{31}P-NMR:以 85% H_3PO_4 作为内标,10 mg 样品溶解于 0.5 mL 重水（D_2O）,常温下测定。

（6）气质联用（GC-MS）

① 2 mg 纯品用 6 mol·L^{-1} 的盐酸溶液,110 ℃下反应 24 h 将化合物进行酸解,酸解后的样品进行 GC-MS 测试,条件是:DB-1 石英毛细管柱（30 m,0.25 mm）,柱初温 40 ℃保持 3 min,以 5 ℃/min 升至 180 ℃,再以 20 ℃/min 升至 260 ℃。氦气作为载气,柱流速 1 mL·min^{-1},进样口温度 280 ℃,分流比 1:50,检测器温度 300 ℃。EI:70 eV,进样量为 1 µL。

② 2 mg 纯品用 4 mol·L^{-1} 的盐酸溶液,100 ℃下反应 48 h 将化合物进行酸解,酸解后的样品进行 GC-MS 测试,条件是:DB-1 石英毛细管柱（30 m,0.25 mm）,初温 40 ℃,以 10 ℃/min 升至 300 ℃,氦气作为载气,柱流速 1 mL·min^{-1},进样口温度 280 ℃,分流比 1:50,检测器温度 300 ℃。EI:70 eV,进样量为 1 µL。

（7）生化分析

取 1 mL 酸解后的样品分别与 1 mL 0.5% 或 2% 茚三酮溶液室温下混合,1 h 后观察颜色变化;2 mL 氢氧化钠的甲醇溶液（5%）与 2 mL 10% 的纯样品溶液混合后,50 ℃下 20 min,加入 1 滴 1% $AgNO_3$ 溶液,观察沉淀颜色。

2.2 结果

2.2.1 CF66I 的分离纯化

粗提液分批经 Superdex 75pg 柱分离,每次上样 5 mL,紫外检测 280 nm,得到谱图 2-2。图中,分离得到三个组分 Ⅰ、Ⅱ和Ⅲ。对三组分进行活性检测后发现组分 Ⅰ 具有明显的抗菌活性,而Ⅱ和Ⅲ没有活性。收集峰 Ⅰ 组分并进行冷冻干燥。

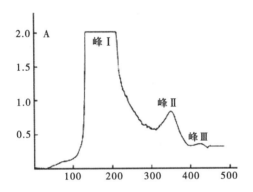

图 2-2 粗提液的柱层析(Superdex 75pg)谱图

Fig 2-2 Column chromatography (Superdex 75pg) of crude extract

适量超纯水将活性组分 Ⅰ 的冻干粉溶解,注入 Sephacryl S-100 柱中,分离收集活性组分并冷冻干燥。

冷干后的活性组分中存在大量的磷酸盐,因此需去除。将活性组分冻干粉加入超纯水溶解后,上样于 Sephacryl S-300 柱,得到一个单峰,活性检测后收集冷干。

2.2.2 CF66I 的纯度检测

20 μL 的 CF66I 溶液(2 mg·mL^{-1})经高效液相色谱检测后,谱图中出现一个明显的单吸收峰(图 2-3)。收集该峰检测活性发现,其比活性为 3.18 mm·μg^{-1},而上样样品的比活性为 4.10 mm·μg^{-1},因此可证明该化合物纯度较高。比活有所降低可能是因为收集时的误差引起的。

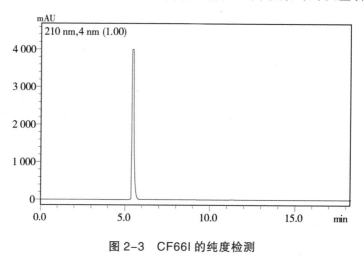

图 2-3　CF66I 的纯度检测

Fig 2-3 Purity determination of CF66I

2.2.3 CF66I 的结构鉴定

（1）化合物 CF66I,白色棉花状固体,易溶于水或甲醇 - 水溶液,微溶于有机溶剂,如乙腈、四氯化碳等。根据相似相溶原理,该化合物极性较大。同时茚三酮显色反应表明该化合物结构中不存在氨基酸单元。氢氧化钠碱解后加入 AgNO$_3$,出现了棕黑色沉淀,表明其结构中含有卤素杂原子。

（2）元素分析发现该化合物中 C、H 和 N 含量分别是 7.25%、2.52% 和 0.82%,三者含量总和不超过 10%,这在常见抗菌物质中未曾出现过。由于质谱无法测定该化合物的准确分子量,因此采用凝胶渗透色谱技术对其分子量范围进行估算,如图 2-4 所示。CF66I 的重均分子量（M_w）与数均分子量（M_n）的比值为 1.14,根据规律,二者比值在 1.1 左右时,分子量分布比较均匀,因此可断定该化合物分子量范围为 22 ～ 25 kDa。CF66I 可能属于聚合物或大环状化合物(分子体积较大)。

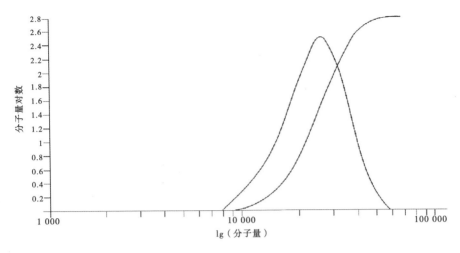

图 2-4　CF66I 分子量范围的 GPC 分析

Fig 2-4 Gel permeation chromatography analysis of molecular-weight range of CF66I

（3）CF66I 的紫外扫描：最大吸收峰位于 206.36 nm 处，在 240～290 nm 范围内出现较平滑而弱的吸收峰。另外，无 260 nm 的核酸吸收峰和 280 nm 处的蛋白质吸收峰，表明该化合物不属于核酸和蛋白类物质。

（4）红外光谱：3376.17 cm^{-1} 为—OH，—NH 峰吸收，—OH 峰将—NH—峰覆盖，该峰强而宽，可能是由于氢键作用形成多缔合体；2 925.28 cm^{-1}、2 854.81 cm^{-1}、1 453.46 cm^{-1}、1 399.39 cm^{-1}、804.31 cm^{-1} 为—CH_3（CH_2）$_n$[$n<4$] 特征吸收峰；之所以猜测其可能含有酰胺键，主要是基于仲酰胺的特征吸收谱带 3 376.17 cm^{-1}、1 653.28 cm^{-1}（酰胺 I 带—C=O）、1 542.38 cm^{-1}（酰胺 II 带）、1 252.22 cm^{-1}（酰胺 III 带）；1 058.48 cm^{-1}，有可能是—C=S 或者是醚键的特征吸收；570.40 cm^{-1} 有可能是卤代烃的特征吸收峰（图 2-5）。

（5）通过核磁共振分析，得到了 CF66I 的 ^{1}H-NMR、^{13}C-NMR 和 ^{31}P-NMR 谱图。

① ^{1}H-NMR：结合红外和紫外谱图，在 δ 0.92×10^{-6}～1.20×10^{-6} 处有吸收峰，可预测含有（CH_2）$_n$$CH_3$ 结构，但因其吸收非常弱，可判断此结构在整个分子中只占小部分；在 δ 1.72～2.20 ppm 处出现的吸收峰，可判断是来源于（—CH_2-CH_2-CO-O— 和 —CH_2-CH_2-NH-

CO-O—）等的 H；δ 3.10×10^{-6} ~ 4.20×10^{-6} 处出现的复杂地吸收峰是此化合物的特征峰,初步猜测为—CH$_2$O- 或 -HPO$_4$-CH$_2$—结构。δ 4.30×10^{-6} ~ 5.12×10^{-6} 处出现吸收峰,可预测其结构中存在—OH 和酰胺氢（图 2-6）。

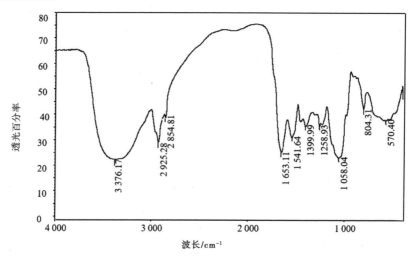

图 2-5 CF66I 的红外谱图

Fig 2-5 IR spectrum of CF66I

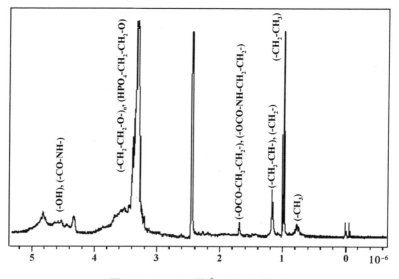

图 2-6 CF66I 的 ^{1}H-NMR 谱图

Fig 2-6 ^{1}H-NMR spectrum of CF66I

② ^{13}C-NMR（图略）：结构中存在三个羰基（δ 200.05×10^{-6}、208.26×10^{-6} 和 208.27×10^{-6}）、三个 R-NH-COOR（δ 160.39×10^{-6}、160.40×10^{-6} 和 160.89×10^{-6}）、（CH_2CH_2O）$_n$（δ 50.42×10^{-6} ~ 80.76×10^{-6}）和脂肪链碳（δ 14.82×10^{-6} ~ 45.27×10^{-6}）等。δ 113.52×10^{-6}、115.08×10^{-6} 和 115.47×10^{-6} 处的吸收峰未能准确判断，结合红外数据，猜测可能是与卤素原子等相连的碳原子的吸收。

③ ^{31}P-NMR（图2-7）：δ 1.45×10^{-6} 处出现单峰，表明磷酸根基团（—HPO_4- 等）的存在。

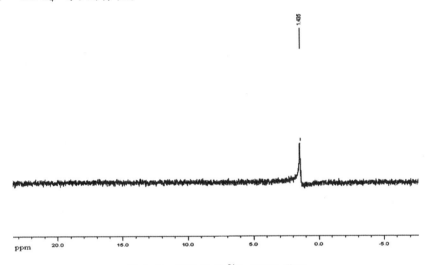

图 2-7 CF66I 的 ^{31}P-NMR 谱图

Fig 2-7 ^{31}P-NMR spectrum of CF66I

（6）6N 的盐酸酸解 CF66I，利用 GC-MS 对得到的各裂解片段进行分析，结果如表 2-1 所示。该化合物结构中存在一个明显的重复单元（CH_2CH_2O）$_n$，与红外和核磁谱图检测结果一致。4N 盐酸酸解 CF66I 后的片段结构中出现多条不同脂肪链，同时在结构片段 D 中发现了卤素原子溴的存在（图2-8）。

表 2-1 GC-MS 谱图中各裂解片段的预测结构

Table 2-1 Proposed structure of degraded fragments from GC-MS spectrum

保留时间 /min	主要分子-离子峰	片段结构
1.48	18, 31, 45	HO-CH_2-CH_3
6.28	96, 133, 191, 207	HO-（CH_2CH_2O）$_4$-CH_3

续表

保留时间 /min	主要分子 - 离子峰	片段结构
11.9	73，133，163，193，249，265，281	HO-（CH$_2$CH$_2$O）$_6$-H
17.1	73，193，207，251，267，355	HO-（CH$_2$CH$_2$O）$_7$-CH$_2$CH$_3$
22.2	45，73，147，207，341，429	HO-（CH$_2$CH$_2$O）$_9$-CH$_3$

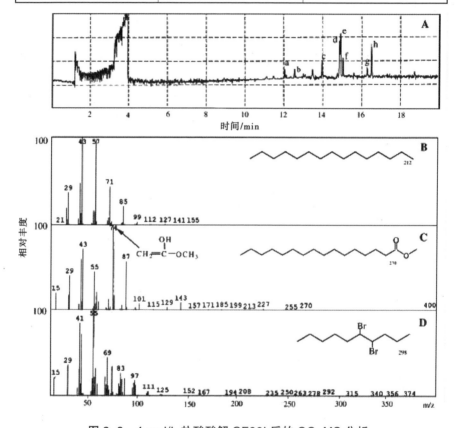

图 2-8　4 mol/L 盐酸酸解 CF66I 后的 GC-MS 分析

Fig 2-8 Structural analysis of degraded fragments of CF66I by GC-MS. A：Gas chromatography of hydrolysis product of CF66I；B：MS spectrum of peak a；C：MS spectrum ofpeak c；D：MS spectrum of peak g

综合以上结构解析,对 CF66I 的结构进行了预测,如图 2-9 所示。$(CH_2CH_2O)_n$ 在 CF66I 结构中所占比重较大,因此它可能是作为一个主要的聚合单元存在。元素分析结果表明该化合物结构中存在大量除碳、氢和氮以外的其他元素,如磷、氧和卤素原子等。由于 GPC 分析该化合物分子量范围为 22 ~ 25 kDa,因此结构中必定存在其他主要的聚合结构,猜测 B 基团可能为 $(—HPO_4-CH_2-CH_2-O—)_n$ 或 $(—HPO_4-CH_2-O—)_n$。GC-MS 分析结果表明 A 基团可能为 CH_3CH_2- 或 $CH_3—$。

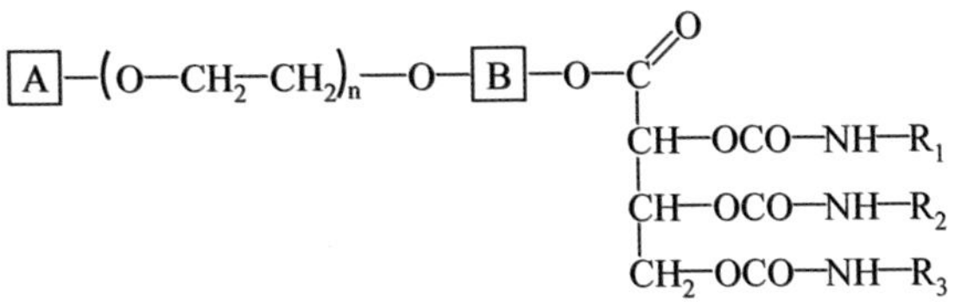

$$\boxed{A}—(O—CH_2—CH_2)_n—O—\boxed{B}—O—\overset{\overset{\displaystyle O}{\|}}{C}$$
$$CH—OCO—NH—R_1$$
$$CH—OCO—NH—R_2$$
$$CH_2—OCO—NH—R_3$$

图 2-9　CF66I 的预测结构,R_n: 脂肪链

Fig 2-9 Proposed structure of CF66I. R_n, aliphatic chains

2.3　讨论

洋葱伯克霍尔德菌能产生多种活性代谢产物如铁载体、吩嗪、硝吡咯菌素、苯基吡咯、单萜生物碱、Cepaciamide、Cepacidine 和 Cepacin 等,其中还有许多未被鉴定的活性物质存在。铁载体主要分为两大类:一类称为 Pyochenlin,是一种不溶水的低分子量的噻唑衍生物,结合铁离子的能力相对弱;另一类称为 Pyoverdine,是水溶性的黄绿色素,在紫外线的照射下可以发光,并含有多肽链。Cepaciamide 对灰葡萄孢菌(*Botrytis cinerea*)和扩展青霉(*Penicillium expansum*)等真菌具有强烈抗菌作用,是含有脂肪链的 3- 氨基 -2- 二乙基哌啶二酮。Cepacidine 为糖肽类物质;Cepacin 为乙炔类抗菌物质。

本章对 *Burkholderia cepacia* CF-66 产生的抗菌活性物质 CF66I 进行了分离纯化,并对其化学结构进行了初步研究。在纯化过程中曾尝试使用有机溶剂(甲醇、氯仿、乙酸乙酯等)进行萃取,但未获成功。精制得到的 CF66I 易溶于水,不溶于有机溶剂。双缩脲反应、紫外检测和苯酚 - 硫酸法测定糖含量结果表明 CF66I 并非蛋白类和糖类物质。综合紫外、红外、GC-MS 和 NMR 谱图等分析结果,推测 CF66I 是一种含有多个聚合单元,且连接多条不同脂肪链的复杂聚合物结构。这些结构特征与洋葱伯克霍尔德菌产生的其他类活性物质没有相似之处,可以断定它是一种新型的抗菌化合物。此外,CF66I 的分子量较大(22 ~ 25 kDa),且其中 C、H 和 N 含量总和小于 10%。因此该抗菌物质结构中极可能存在大量无机元素或其他杂原子。具体化学组成和结构,以及对病原真菌的抗菌机理等尚有待于进一步鉴定。

2.4　本章小结

本章对洋葱伯克霍尔德菌产生的新型抗真菌物质 CF66I 进行了分离纯化和结构鉴定,得到的主要结果如下:

(1)采用凝胶色谱技术对 CF66I 进行分离纯化,并对其纯度进行了检测,结果表明此法对该化合物的分离纯化达到了预期要求。

(2)生化分析结果表明 CF66I 不属于糖类或蛋白类抗菌物质。

(3)对 CF66I 的化学结构进行了初步分析:采用波谱分析技术和化学降解等方法,初步推测 CF66I 是含有多种聚合单元的聚合物结构,且连接多条不同的脂肪链。

a. 元素分析:C、H 和 N 三种元素含量总和小于 10%;

b. GPC 分析:M_w/M_n=1.14,分子量范围在 22 ~ 25 kDa;

c. 红外光谱:-OH, -CO-NH-, $CH_3(CH_2)_n$-, X 等;

d. 紫外光谱:-CO-NH-;

f. ^{1}H-NMR:$CH_3(CH_2)_n$- 或其衍生结构、$(CH_2CH_2O)_n$ 或其类似结构、-OH 和 -CO-NH- 等;

g. ^{13}C-NMR:三个羰基、三个 R-NH-COOR′、$(CH_2CH_2O)_n$ 和脂肪链碳;

h. ^{31}P-NMR:$-HPO_4$- 等或含磷元素的其他基团存在;

i. GC-MS:$(CH_2CH_2O)_n$ 和脂肪链结构。

参考文献

[1] 胡海峰，朱宝泉. 微生物在药物开发中的应用 [J]. 中国天然药物，2006，4（3）：168-171.

[2] 殷瑜，黄为一，陈代杰. 微生物来源的抗真菌抗生素的研究进展 [J]. 中国新药杂志，2004，13（2）：113-117.

[3] 郑维，权春善，范圣第. 产生多种抗真菌活性物质菌种的筛选分离和鉴定 [J]. 大连民族学院学报，2004，6（5）：37-42.

[4] Jenniefr LP and Doug GS. Diversity of the *Burkholderia cepacia* eomplex and implications of risk assessment of biological control strains[J]. Ann Rev Phythtol，2001，39：225-258.

[5] 权春善，郑维，曹治明，等. 洋葱伯克霍尔德菌 CF-66 抗菌物质的分离纯化及性质的研究 [J]. 微生物学报，2005，45（5）：707-710.

[6] 王传旭，于慧瑛，赵爱华，李新. 一株盐湖芽孢杆菌 AF-1 的鉴定及其抗尖孢镰刀菌活性研究. 云南大学学报（自然科学版），2019，1（1）：167-171.

[7] 李新，于慧瑛，杜磊，曹建斌. 一株盐湖芽孢杆菌 LG 的鉴定及其抗金黄色葡萄球菌活性研究. 微生物学通报，2015，2（7）：1294-1300.

[8] 曹建斌，于慧瑛，李新. 耐盐芽孢杆菌 LAY 的分类鉴定及其抗白色念珠菌活性研究. 生物技术通报，2015，1（9）：163-169.

[9] 于慧瑛，曹建斌，高文庚，李新. 耐盐细菌芽孢杆菌 L1 抗金黄色葡萄球菌活性及其功能基因筛选分析. 中国抗生素杂志，2015，40（11）：808-812.

第3章

新型抗真菌物质的抗菌活性及作用机理研究

全世界每年因植物真菌病害所造成的农业损失在世界范围内数以亿计,并且由于各种高毒、高残留的化学农药逐渐被禁止使用,因此人们急需一种有效且无污染的替代方法用于防治真菌病害。阿维菌素、井冈霉素、草氨膦、吡咯霉素和甲氧丙烯酸酯类杀菌剂等农用抗生素的成功开发让人们充分认识到微生物尤其是微生物代谢产物的利用价值,因此成为研究的热点。农用抗生素是以微生物产生的代谢产物为主的农药,近年来发展迅速,已成为微生物源农药的主体之一,它不仅可直接开发作为农药防治病虫草害,而且还为化学农药的创制提供了先导化合物。

洋葱伯克霍尔德菌作为一种重要的生防菌,已被广泛用于防治多种农作物病害,而它的这一重要性质均与其能产生多种抗菌活性物质有关。因此研究其代谢产物有助于我们发现新型的农用抗生素。本章研究了 *B. cepacia* CF-66 产生的活性物质 CF66I 对多种植物病原真菌的抗菌活性及其稳定性。同时以镰刀菌(*Fusarium* spp.)为对象,初步探讨了它对丝状真菌的作用机理,为其作为新型农用抗生素的开发和利用提供理论依据。

3.1　CF66I 对植物病原真菌的抗菌活性及其稳定性

3.1.1 材料与方法

3.1.1.1 材料

CF66I：约 50 mg，本实验室制备 4 ℃下保存备用，具体方法见 2.1.3.2。

土豆固体培养基（PDA）：制备方法见 2.1.1.2。

土豆液体培养基（PDB）：马铃薯 200 g，葡萄糖 20 g，水 1 000 mL，pH 自然。马铃薯去皮，切成块煮沸 30 min，用纱布过滤后加糖，溶化后补足水至 1 000 mL。121 ℃下灭菌 30 min。

3.1.1.2 主要仪器与试剂

主要仪器：电子天平（PB-30032s，Switzerland）；恒温摇床（HZ-9301k，太仓市科技器材厂）；pH 计（Orion 410A+；Thermo Electron Corp.，New York，USA）；电子显微镜（Olympus BX51，Japan）。

试剂：氢氧化钠,盐酸等生化试剂均为国产分析纯。

3.1.1.3 实验菌株

实验所用到的植物病原真菌均由本实验室分离,并于 4 ℃保存在 PDA 培养基上,定期传代培养：立枯丝核菌（*Rhizoctonia solani*）、毛状盘单毛孢（*Monochaetia hirta*）、串珠镰刀（*Fusarium moniliforme*）、半裸镰刀（*Fusarium semitectum*）、新月弯孢（*Curvularia lunata*）、茄病镰刀（*Fusarium solani*）、禾谷镰刀（*Fusarium graminearum*）、链格链格孢（*Alternaria alternata*）、草离孺孢（*Bipolaris sorokiniana*）和菜豆炭疽（*Colletotrichum lindemuthianum*）。

3.1.1.4 实验方法

（1）菌悬液的制备

将上述真菌分别接种到 PDA 培养基上，28 ℃培养 2 ~ 5 天进行活化。对于产孢真菌，用无菌水冲洗活化后的真菌制成浓度为 10^5 cfu·mL^{-1} 的孢子悬浮液，而对于不产孢真菌，如立枯丝核菌和禾谷镰刀菌等，则用接种针将其菌丝从 PDA 平板上刮到无菌水中制成浓度为 10^5 cfu·mL^{-1} 的菌丝悬浮液。

（2）菌丝干重的测量

真菌培养液用双层硝酸纤维素膜（5 cm 直径，0.45 mm 孔径）进行过滤后，得到菌丝体。收集到的菌丝体在 60 ℃下烘干 2 h 后，刮下菌丝称量并将结果换算成 g（菌丝干重）·L^{-1}。

（3）CF66I 抗菌活性的测定

采用菌丝干重法测定 CF66I 对植物病原真菌的抗菌活性，它的活性定义为其对真菌菌丝生长的抑制率，计算方法如下：

% 抑制率 = [（对照组菌丝干重 – 受抑制组菌丝干重）/ 对照组菌丝干重] × 100

（4）CF66I 对植物病原真菌最小抑菌浓度（MIC）和最小杀菌浓度（MFC）的测定

采用系列稀释法来测定 CF66I 的植物病原真菌的 MIC 和 MFC 值：将 CF66I 用 PDB 培养基稀释成浓度为 1.25 ~ 100 μg·mL^{-1} 的系列浓度，取上述溶液各 5 mL 加入试管中，以不加 CF66I 的试管作为对照。分别向各试管中接种 0.1 mL 的菌悬液，28 ℃振荡培养 2 ~ 5 天，与对照组比较观察抗菌效果。最小抑菌浓度（MIC）定义为能抑制真菌生长的最低浓度，而 MIC_{50} 和 MIC_{90} 则分别定义为能抑制真菌生长 50% 和 90%（受抑制试管中的菌丝干重与对照试管中的菌丝干重的比值）的化合物浓度。测定 MIC 值后，分别从未见菌丝生长的试管中取 100 μL 培养物置于倒好的 PDA 平板上，用三角棒将其涂布均匀，28 ℃培养 2 ~ 5 天，无菌生长的最低浓度即定义为 CF66I 的最小杀菌浓度（MFC）。

（5）CF66I 对新月弯孢的抗菌效果

将 CF66I 用 PDB 培养基稀释至终浓度为 2.0 μg·mL^{-1}，加入新月弯孢孢子悬浮液（10^5 cfu·mL^{-1}），28 ℃振荡培养 48 h，以不加抗菌物质的培养物作为对照。3 000 r/min 离心取出菌丝，在显微镜下观察并照相。

（6）影响 CF66I 抗菌活性的因素

以新月弯孢作为指示菌研究了 CF66I 的抗菌稳定性。

①温度的影响。一般来说，温度是影响抗菌物质稳定性的主要因素之一。将 CF66I 分别置于 −70 ℃、0 ℃、30 ℃、60 ℃、80 ℃、100 ℃、120 ℃ 和 160 ℃ 下，各处理 15 min、30 min 和 60 min。将其用 PDB 培养基稀释成终浓度为 2.0 μg·mL^{-1}，向其中分别加入孢子悬浮液（ 10^5 cfu·mL^{-1} ），28 ℃振荡培养 48 h，以不加抗菌物质的培养液作为对照。根据菌丝干重法，测定不同温度处理后的 CF66I 的抗菌活性。

② pH 的影响。用 5N 的氢氧化钠或 5N 的盐酸溶液将 PDB 培养基分别调节成 pH 为 4.0、5.0、6.0、6.18、7.0、8.0 和 9.0，向其中加入 CF66I 至终浓度为 2.5 μg·mL^{-1}，接种孢子悬浮液，28℃振荡培养 48 h。以上述各 pH 下的不加抗菌物质的培养液分别作为对照。根据菌丝干重法，测定不同 pH 下的 CF66I 的抗菌活性。

③紫外光的影响。将 CF66I 置于紫外灯下，分别照射 5 h、10 h、15 h、20 h、25 h 和 30 h 后，以未经照射的样品作为对照。采用杯碟法（方法见 2.2.3.3 ）测定紫外光对 CF66I 抗菌活性的影响。

3.1.2 结果

3.1.2.1 CF66I 对植物病原真菌的抗菌谱

利用系列浓度稀释法测定了 CF66I 的抗菌谱（表 3-1 ）。结果表明：该化合物对植物病原真菌具有广谱抗菌活性，对所有供试菌株均有明显的抑制作用，其中 CF66I 对 *C. lindemuthianum*、*R. solani* 和 *C. lunata* 三种真菌的抑制活性最强，其最小抑菌浓度均为 2.5 μg·mL^{-1}。同时，该化合物对上述三种真菌的 MFC 值均低于 4 μg·mL^{-1}，表现出较强的杀菌活性。

表 3-1　CF66I 的抗菌谱

Table 3-1 Antifungal spectrum of CF66I

植物病原真菌	MIC/ (μg·mL^{-1})	MIC$_{50}$/ (μg·mL^{-1})	MIC$_{90}$/ (μg·mL^{-1})	MFC/ (μg·mL^{-1})
Alternaria alternata	5.0	2.5	5.0	7.5
Bipolaris sorokiniana	5.0	3.0	4.0	7.5

续表

植物病原真菌	MIC/ (μg · mL^{-1})	MIC$_{50}$/ (μg · mL^{-1})	MIC$_{90}$/ (μg · mL^{-1})	MFC/ (μg · mL^{-1})
Colletotrichum lindemuthianum	2.5	2.0	2.5	3.0
Curvularia lunata	2.5	1.25	2.5	4.0
Monochaetia hirta	5.0	2.5	4.0	7.5
Rhizoctonia solani	2.5	1.25	2.0	2.5
Fusarium moniliforme	20.0	12.5	15.0	110.0
Fusarium semitectum	15.0	10.0	12.0	130.0
Fusarium solani	20.0	17.5	20.0	120.0
Fusarium graminearum	20.0	15.0	20.0	140.0

对其他真菌,如 *A. alternata*、*B. sorokiniana* 和 *M. hirta*,CF66I 也表现出良好的抑菌和杀菌活性(MIC ≤ 5.0 μg · mL^{-1},MFC ≤ 5.0 μg · mL^{-1})。对镰刀菌属,CF66I 的抗菌活性相对较差,MIC 值范围为 15.0 ~ 20.0 μg · mL^{-1},且 MFC 值较高,均大于 100.0 μg · mL^{-1}。

3.1.2.2 CF66I 对新月弯孢的抗菌效果

显微镜观察结果显示:正常菌丝细长光滑,并产生大量的分生孢子。当加入 CF66I 后,分生孢子消失,菌丝形态发生显著变化,菌丝短粗变形,细胞膨胀形成大量泡状结构,且表面粗糙。此外,发现少量泡状菌丝发生破裂并伴随细胞质的流出,证实了 CF66I 的杀菌活性(图 3-1)。对于其他丝状真菌,如禾谷镰刀菌和立枯丝核菌等,CF66I 也具有相似的抗菌效果。因此,可以断定 CF66I 对丝状真菌可能表现相同的作用机制。

3.1.2.3 CF66I 的抗菌稳定性

(1)温度的影响

温度对 CF66I 抗菌活性的影响如表 3-2 所示。低于 120 ℃时,CF66I 对新月弯孢的生长抑制率在 80% 以上;在 0 ~ 60 ℃,该化合物的抗菌活性最高(≥ 90%);而在 160 ℃下处理 15 min 后,发现其抗菌活性明显降低,超过 30 min,活性基本消失。

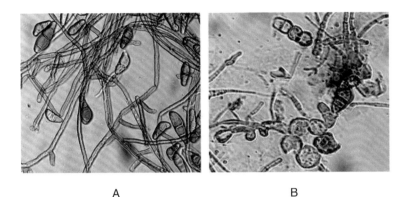

A   B

图 3-1   CF66I 对新月弯孢的抑菌效果

Fig 3-1 Antifungal effect of CF66I against *C. lunata*

表 3-2   温度对 CF66I 抗菌活性的影响 [a]

Table 3-2 Antifungal activity of the compound CF66I treated under different temperatures [a]

温度 /℃	时间 /min	抑制率 /(%, MM) [b]
-70	15	77.4 ± 2.1
	30	75.1 ± 1.2
	60	78.4 ± 2.7
0	15	89.5 ± 1.4
	30	90.4 ± 1.3
	60	88.4 ± 0.8
30	15	95.1 ± 1.2
	30	97.4 ± 0.9
	60	92.6 ± 1.5
60	15	92.4 ± 2.3
	30	91.3 ± 1.4
	60	89.1 ± 1.2
80	15	85.7 ± 1.1
	30	82.3 ± 1.3
	60	84.1 ± 1.0
100	15	87.1 ± 2.3

续表

温度 /℃	时间 /min	抑制率 /(%, MM) [b]
	30	88.1 ± 1.9
	60	86.2 ± 2.1
120	15	80.4 ± 1.2
	30	79.4 ± 2.1
	60	81.4 ± 1.5
160	15	50.4 ± 0.8
	30	9.0 ± 0.3
	60	3.7 ± 0.1

注：[a] 培养基中的 CF66I 的浓度为 2.0 μg·mL^{-1}；[b] 抑制率根据方法 3.1.1.4 中的公式计算，数据以三次重复试验的平均数值（MM）± 标准偏差表示。

（2）pH 的影响

pH 对 CF66I 抗菌活性的影响如图 3-2 所示。pH 在 6 ~ 7 时，抗菌活性最高，对新月弯孢的生长抑制率达到 90% 以上，而在碱性或酸性条件下，活性则有所下降（≤ 70%）。

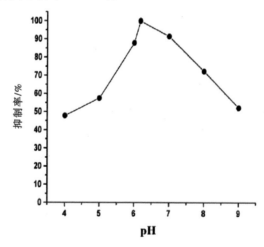

图 3-2　pH 对 CF66I 抗菌活性的影响

Fig 3-2 Influence of pH on antifungal activity of CF66I

（3）紫外光对 CF66I 抗菌活性的影响

CF66I 具有良好的光稳定性，在紫外光照射 25 h 以上，其活性略有下降，但无显著差异，表明 CF66I 在光照下基本能保持稳定的抗菌活性见图 3-3 所示。

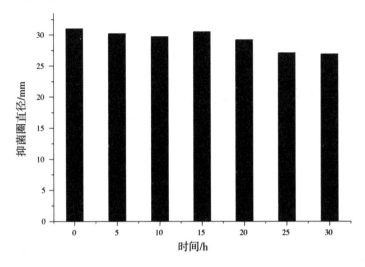

图 3-3 CF66I 抗菌活性的光稳定性

Fig 3-3 Ultraviolet-stability of the antifungal activity of CF66I

3.2 CF66I 对尖孢镰刀菌的抗菌活性及其作用机理

3.2.1 材料与方法

3.2.1.1 材料

CF66I：由本实验室制备，4 ℃下保存备用，具体方法见 2.1.3.2。

培养基：土豆固体培养基（PDA）和土豆液体培养基（PDB），制备方法见 3.1.1.1。

3.2.1.2 主要仪器与试剂

主要仪器：超净工作台(哈东联公司)；恒温摇床(HZ-9301k，太仓市科技器材厂)；荧光正置显微镜（Olympus IX51，Japan）；透射电子显微镜（Hitachi H-600，Japan）；荧光定量 PCR 仪（ABI-7300，America）；凝胶成像系统（VerSa Doc2000，Bio-Rad，USA）；普通 PCR 仪（ABI-2700，USA）；台式高速冷冻离心机（RX Ⅱ，Hitachi，

Japan）；细胞破碎仪（MS-100，Tomy，Japan）等。

试剂：二乙酰荧光素（FDA）、钙荧光白（CFW）和碘化丙啶（PI）均购自美国 Sigma-Aldrich 公司；RNAsimple Total RNA Kit 总 RNA 提取试剂盒（离心柱型）和 TIANScript cDNA 第一链合成试剂盒均购自中国 Tiangen 公司；QIAEX Ⅱ Gel Extraction Kit 购自德国 Qiagen 公司。分子量标准 DL2000，氯仿、异戊醇、CTAB、Tris-Base、EDTA、PVP40、NaCl、Gelred 核酸电泳染色剂等以及一些常用试剂均为生化规格，国产。

3.2.1.3 实验菌株及其孢子悬浮液的制备

尖孢镰刀菌（*F. oxysporum* f. sp. lycopersici）由本实验室分离并保藏，定期活化培养。用无菌水冲洗活化好的真菌平板，制成浓度约为 10^5 cfu·mL^{-1} 的孢子悬浮液。

3.2.1.4 实验方法

（1）MIC 和 MFC 值的测定

利用系列稀释法 [如 3.1.1.4 中的（4）] 测定 CF66I 对尖孢镰刀菌的 MIC 和 MFC 值。

（2）荧光染色法研究 CF66I 对尖孢镰刀菌的抗菌效果

将 PDB 培养基分装至试管中，每支试管 5 mL，接种 0.5 mL 的孢子悬浮液，28 ℃振荡培养 12 h 后，分别加入不同量的 CF66I，以不加抗菌物质的真菌培养液为对照。28 ℃继续培养 12 h，3 000 r/min 离心取菌体，用磷酸缓冲液（pH 7.4）洗涤三次。将处理好的菌体与 100 μg·mL^{-1} 的 FDA 丙酮溶液在常温避光条件下混合进行荧光染色约 30 min，离心取菌体并用磷酸缓冲液洗涤三次。上述菌体重新悬浮在 50 μg·mL^{-1} 的碘化丙啶（PI）溶液中，常温下避光静置 10 min，离心并洗涤菌体，在荧光相差显微镜下观察。为了研究 CF66I 对尖孢镰刀菌细胞壁多糖合成与分布的影响，菌体中加入 50 μg·mL^{-1} 的 CFW 水溶液，常温下避光静置 30 min，将菌丝离心取出，洗涤三次后，在荧光相差显微镜下观察。

（3）尖孢镰刀菌超微形态的电镜观察

将菌体离心取出，用磷酸缓冲液（pH 7.4）洗涤三次，于 2.5% 的戊二醛中 4 ℃下预固定 12 h，1% 的锇酸后固定，丙酮梯度脱水，树脂包埋后进行切片。醋酸双氧铀和柠檬酸铅染色后在透射电镜下观察并照相，每个样品至少观察 5 个切片。

（4）CF66I 对尖孢镰刀菌细胞壁几丁质合酶基因（*chs1*，*chs2* 和 *chs3*）mRNA 表达水平的影响

①细胞样品的采集。本组实验样品分别取自正常生长的尖孢镰刀菌细胞以及 CF66I 作用后的细胞。

②引物的设计与合成。

根据 GenBank 中尖孢镰刀菌几丁质合酶三个主要结构基因（*chs1*，*chs2* 和 *chs3*）的 cDNA 序列（附录 1），采用 Primer3Plus 软件分别设计了一对用于 SYBR Green I real-time PCR 的引物。内参基因 28S rRNA 采用真菌类通用引物，并进行优化后使用。上述各基因的上下游引物序列设计如表 3-3 所示，引物合成均由大连宝生物公司完成。

表 3-3　尖孢镰刀菌 *28S rRNA*、*Chs1*、*Chs2* 和 *Chs3* 基因引物信息

Table 3-3 Sequence of primers for *28S rRNA*、*Chs1*、*Chs2* and *Chs3* genes of *F. oxysporum*

基因名	序列（5′ -3′ ）	引物长度（bp）	合成长度（bp）
28S rRNA *	F GTGAAATTGTTGAAAGGGAA	20	260
	R GACTCCTTGGTCCGTGTT	18	
Chs1	F GATCTGCCCGACGAAGGAG	19	161
	R CAGATGAGCACGACGCCAGT	20	
Chs2	F ACCTCTCTCATGCCCGCAAC	20	192
	R GAATGGCGGTGGGACAAGAC	20	
Chs3	F TCGTTCAGGGCTCCGTTCTC	20	185
	R CTTGGGGCGGAGGTTAAAGC	20	

* 28S rRNA 为内参基因

③细胞总 DNA 的提取。取真菌菌丝 0.5 g，用细胞破碎仪破碎（5 000 rpm，20 s）10 次，加入 3 mL 65 ℃预热的 DNA 提取缓冲液 [100 mmol·L^{-1} Tris-HCl，20 mmol·L^{-1} EDTA，1.5 mol·L^{-1} NaCl，2% CTAB（w/v），4% PVP40（w/v）和 2% 巯基乙醇（v/v），pH 8.0]，快速振荡混匀，于 65 ℃水浴 30 min。加入 1 mL 5N KAc，冰浴 20 min；等体积的氯仿-异戊醇（24/1）抽提后离心（10 000 r/min，5 min）取上清，加入 2/3 倍体积的预冷异丙醇（-20 ℃）混匀，静置约 30 min；用毛细玻棒挑出絮状沉淀，用 75% 乙醇反复漂洗数次，再用无水乙醇漂洗后吹干，重悬于 500 μL TE（100 mmol·L^{-1} Tris-HCl，10 mmol·L^{-1}

EDTA,pH 7.4)中。加入 1 μL RNase A(10 mg mL^{-1}),37 ℃处理 1 h;用酚(pH 8.0)-氯仿-异戊醇(25/24/1)和氯仿-异戊醇(24/1)各抽提 1 次后离心(10 000 r/min,5 min)取上清,加入 1/10v 3N NaAc,2.5v 的无水乙醇,–70 ℃沉淀 30 min 以上;沉淀用 75% 乙醇漂洗后风干,溶于 200 μL TE 中,–20 ℃保存备用。

④细胞总 RNA 提取及 cDNA 合成。细胞总 RNA 的提取按照 RNAsimple Total RNA Kit 说明书进行(附录 2)。cDNA 合成按照优化后的 TIANScript RT Kit 说明书进行(附录 3)。细胞总 RNA 和合成的 cDNA 样品分别保存于 –70℃和 –20℃备用。

⑤目的基因标准品的制备。目的片段的 PCR 扩增:以上述制备的细胞总 DNA 为模板,利用普通 PCR 仪分别扩增 28S rRNA、chs1、chs2 和 chs3 基因部分片断。采用 20 μL 反应体系:10×PCR buffer 13.3 μL、250u Ex Taq 酶 0.1 μL、2.50 mmol·L^{-1} dNTP Mix 1.6 μL、5 pmol L^{-1} 上下游引物各 1 μL、细胞总 DNA 1 μL,加入无菌水补足至 20 μL。chs1、chs2 和 chs3 的 PCR 扩增反应条件:94 ℃ 3 min;随后按照 94 ℃ 30 s、55 ℃ 30 s、72 ℃ 30 s,共进行 30 个循环;72 ℃ 5 min;4 ℃结束反应。28S rRNA 的 PCR 扩增反应条件:95 ℃ 3 min;随后按照 95 ℃ 1 min、50 ℃ 1 min、72 ℃ 2 min,共进行 40 个循环;72 ℃ 5 min;4 ℃结束反应。2% 琼脂糖凝胶电泳后,利用紫外凝胶成像系统对扩增后的样品进行检测。

PCR 产物纯化:在紫外灯下,从琼脂糖凝胶上切下目的片段,利用 QIAEX Ⅱ Gel Extraction Kit 按说明书(附录 4)对其进行回收纯化。取 4 μL 回收产物用 2% 琼脂糖凝胶进行电泳,检测纯化情况。

⑥相对定量标准曲线的构建。以上述纯化后的目的基因片段作为标准品,分别进行 10 倍系列稀释后,以各基因优化后的反应条件(表 3-4)进行 SYBR Green I real-time PCR,以相对拷贝数的对数为横坐标,以 Ct 值为纵坐标建立相对定量标准曲线。同时,根据内参基因 28S rRNA 与目的基因标准曲线斜率,计算扩增效率,确定相对定量计算方法。

⑦熔解曲线分析。为排除 SYBR Green I real-time PCR 反应中形成引物二聚体及非特异性扩增产物对定量分析造成的影响,在 PCR 后进行熔解曲线分析以确定得到的产物是否为目的产物,温度从 60 ℃缓慢递增到 95 ℃,连续测定样品的荧光强度以获取熔解曲线。

表3-4 *chs1*、*chs2*、*chs3* 及 28S rRNA 基因 Real-time PCR 反应条件

Table 3-4 Optimized conditions of real-time PCR for *chs1*、*chs2*、*chs3* and 28S rRNA genes

基因名	成分	循环面
28S rRNA* *chs1*	SYBR^R Premix Ex Taq^{TM} 10 μL; cDNA 模板 2 μL; ddH$_2$O 6 μL. Primers 5pM 各 1 μL;	95 ℃ 3min; {95 ℃ 1min, 50 ℃ 1min, 72 ℃ 2 min }, 40 个循环
chs1	SYBR^R Premix Ex Taq^{TM} 10μL; ddH$_2$O 6 μL. Primers 5pM 各 1 μL; cDNA 模板 2 μL	95 ℃ 10min; {95 ℃ 15 s, 60 ℃ 1min }, 40 个循环
chs2	SYBR^R Premix Ex Taq^{TM} 10μL; ddH$_2$O 6 μL. Primers 5pM 各 1 μL; cDNA 模板 2 μL	95 ℃ 10min; {95 ℃ 15 s, 60 ℃ 1min }, 40 个循环
chs3	SYBR^R Premix Ex Taq^{TM} 10μL; ddH$_2$O 6 μL. Primers 5pM 各 1 μL; cDNA 模板 2 μL	95 ℃ 10min; {95 ℃ 15 s, 60 ℃ 1min }, 40 个循环

⑧目的基因 mRNA 表达水平分析。细胞样品中 *chs1*、*chs2* 和 *chs3* 基因以各自优化的条件进行 SYBR Green I Real-time PCR 反应,每次反应均加入系列稀释的标准品,以 28S rRNA 为内参,采用双标准曲线相对定量法对 *chs1*、*chs2* 和 *chs3* 的 mRNA 表达水平进行校正。

以对照组 *chs1*、*chs2* 和 *chs3* 的 mRNA 表达水平作为基准,采用 $2^{-\Delta\Delta Ct}$(Livak)方法(附录 5)对 CF66I 处理组中的 chs 三个主要结构基因的 mRNA 表达水平进行分析,试验组中 *chs1*、*chs2* 和 *chs3* 的 mRNA 表达水平以相对于对照组中相应基因的 mRNA 表达量的倍数变化来表示。

3.2.2 结果

3.2.2.1 MIC 和 MFC 值的测定

CF66I 对尖孢镰刀菌的 MIC 值为 20.0 μg·mL^{-1}。通过提高培养基中抗菌物质浓度,确定其 MFC 值为 120.0 μg·mL^{-1}。

3.2.2.2 CF66I 对尖孢镰刀菌的生长抑制曲线

CF66I 的浓度超过 15 μg·mL^{-1} 时,其对尖孢镰刀菌的生长抑制率达到 50% 以上。20.0 μg·mL^{-1} 时,该菌的生长出现 48 h 的停滞期,而后却表现出明显的生长增速期(图 3-4)。

3.2.2.3 荧光染色法研究 CF66I 对尖孢镰刀菌的抗菌效果

实验结果表明,对尖孢镰刀菌,CF66I 具有两种作用方式,即低浓度抑菌,而高浓度杀菌。

(1)正常菌丝的荧光染色

FDA 是一种细胞内酶的底物,它能透过完整细胞膜,在细胞内被酶切而产生荧光,而其产物具有膜不通透性,能在细胞膜完好的细胞内存留,在细胞膜不完整的细胞内则散失很快,常用于检测细胞代谢活性。PI 则是一种膜不透过性荧光染料,它只能穿过坏死细胞或受破坏的细胞膜,进入细胞内与核酸结合后发红色荧光,常用于检测细胞活性及其细胞膜完整性。正常菌丝细长光滑,顶端有分生孢子产生 [图 3-5(a)和图 3-6]。FDA 荧光染色后菌丝呈绿色 [图 3-5(b)],但不能被 PI 染色 [图 3-5(c)],表明尖孢镰刀菌具有良好的细胞活性。

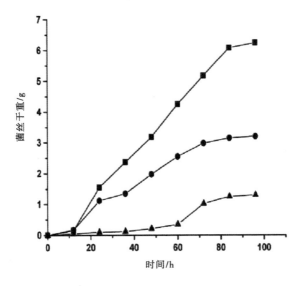

图 3-4　CF66I 对尖孢镰刀菌生长的抑制曲线：（■）对照；（●）15.0 μg·mL^{-1}；

（▲）20.0 μg·mL^{-1}

Fig 3-4 Fungal growth of *F. oxysporum* in the absence of CF66I (■) or in the presence of CF66I at concentrations of 15.0 μg·mL^{-1}(●) and 20.0 μg·mL^{-1}(▲)

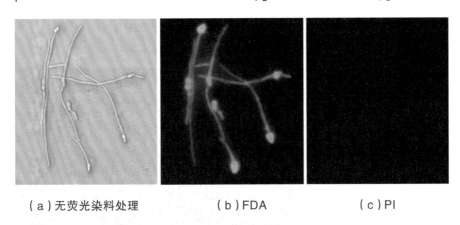

（a）无荧光染料处理　　　　（b）FDA　　　　　　（c）PI

图 3-5　正常尖孢镰刀菌的荧光染色

Fig 3-5 Fluorescent staining of control *F. oxysporum*

CFW 是一种能与细胞壁几丁质发生特异性结合的荧光染料[6]。如图 3-6，CFW 在正常菌丝上的着色点主要集中于几丁质聚集的部位，即细胞顶端的分生孢子和菌丝中间的隔膜处。

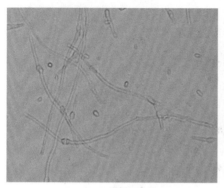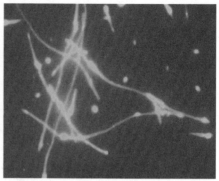

（a）无荧光染料处理　　　　　　　　　（b）CFW

图 3-6　CFW 对尖孢镰刀菌细胞壁的荧光染色

Fig 3-6 Fluorescent staining of cell wall of *F. oxysporum*

（2）低浓度抑菌效应

20.0 μg·mL^{-1} 的 CF66I 可导致尖孢镰刀菌的生长受到完全抑制，且菌丝形态发生显著改变，菌丝膨胀，短小粗糙，末端和中部均出现大量泡状结构 [图 3-7（a）和图 3-8]。FDA 和 PI 对 CF66I 作用后的菌丝进行双重染色后发现 PI 未进入细胞内部与 DNA 结合，表明真菌细胞膜保持完好 [图 3-7（c）]，但这些细胞同样未被 FDA 染色，意味着细胞内某些酯酶活性受到了抑制 [图 3-7（b）]。

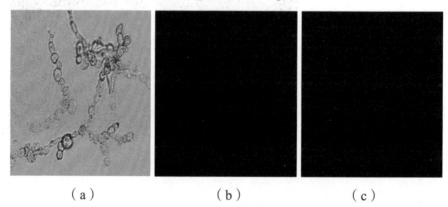

（a）　　　　　　　　（b）　　　　　　　　（c）

图 3-7　FDA（b）和 PI（c）对受抑制尖孢镰刀菌的双重荧光染色

Fig 3-7 Dual fluorescent staining of *F. oxysporum* treated with 20.0 μg·mL^{-1} of CF66I：（b）FDA；（c）PI

对 CF66I 作用后的菌丝细胞进行了 CFW 染色。与正常细胞相比，CFW 的着色点主要集中于形成的大量泡状结构上，且荧光强度增强（图 3-8），表明细胞壁几丁质合成与分布发生异常，这可能是导致菌丝形态改变的主要原因之一。

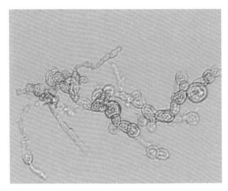 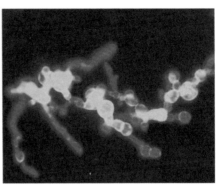

（a）无荧光染料处理　　　　　　　　（b）CFW

图 3-8　受抑制尖孢镰刀菌的细胞壁荧光染色

Fig 3-8 Fluorescent staining（b）of cell wall of *F. oxysporum* treated with 20.0 μg·mL^{-1} of CF66I

（3）高浓度杀菌效应

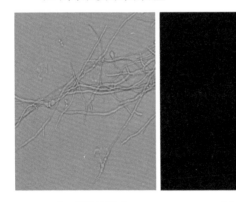 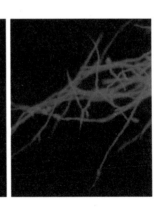

（a）菌丝形态　　　　　（b）FDA　　　　　（c）PI

图 3-9　CF66I 对尖孢镰刀菌的杀菌效应：

Fig 3-9 Fungicidal effects of 120.0 μg·mL^{-1} of CF66I against *F. oxysporum*

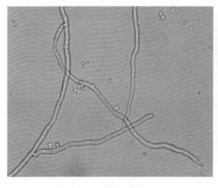
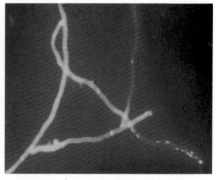

（a）菌丝形态 　　　　　　　　　（b）CFW

图 3-10　CFW 对尖孢镰刀菌的细胞壁荧光染色

Fig 3-10 CFW staining of cell wall of *F. oxysporum* treated with 120.0 μg·mL^{-1}
of CF66I

CF66I 浓度达到 120.0 μg·mL^{-1} 时，PI 大量进入细胞内部与 DNA 结合，标志着细胞膜被破坏且细胞死亡 [图 3-9（c）]。同时，FDA 染色结果表明细胞代谢活性的丧失 [图 3-9（b）]。菌丝细胞外观形态并未出现明显变化 [图 3-10(a)]，且 CFW 着色点也与正常细胞无异 [图 3-10（b）]。因此，可以断定高浓度 CF66I 的作用靶点主要是真菌细胞膜。

3.2.2.4 CF66I 对尖孢镰刀菌超微形态的影响

（1）尖孢镰刀菌正常菌丝的超微形态

如图 3-11 所示，正常菌丝的细胞核（N）、细胞壁（CW）、隔膜（S）、液泡（V）和细胞膜（CM）等清晰可见，分布有序，细胞质中含有丰富的电子致密物质。细胞壁结构紧密，厚度均匀（100 ～ 150 nm），外层被纤维状的高电子密度物质所包围。

（2）低浓度的 CF66I 对菌丝微观形态的影响

与正常菌丝的超微结构相比，在含有 20.0 μg·mL^{-1}CF66I 的 YPD 培养基中生长的尖孢镰刀菌，菌丝明显膨胀变形，细胞壁不规则增厚，厚度（1 ～ 2 μm）为正常菌丝的 10 ～ 20 倍，但细胞内器官基本正常（图 3-12）。

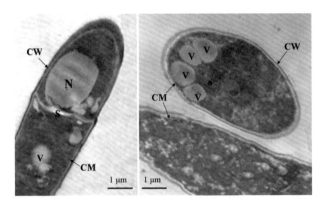

图 3-11 正常尖孢镰刀菌菌丝的透射电镜照片：细胞核（N）；细胞壁（CW）；隔膜（S）；液泡（V）和细胞膜（CM）

Fig 3-11 TEM images of untreated control hyphal cells with nucleus（N），uniform cell wall（CW），septa（S），vacuole（V）and cell membrane（CM）

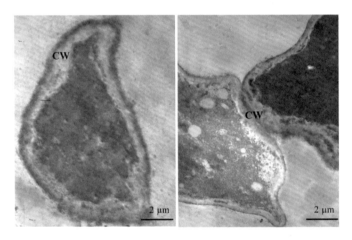

图 3-12　低浓度 CF66I（20.0 μg mL^{-1}）对尖孢镰刀菌超微形态的影响

Fig 3-12 TEM images of hyphal cells grown with 20.0 μg · mL^{-1} of CF66I for 12 h

（3）高浓度的 CF66I 对尖孢镰刀菌超微形态的影响

当培养基中 CF66I 的浓度达到 120.0 μg · mL^{-1}，培养时间为 12 h 时，菌丝细胞内部结构发生紊乱，细胞膜部分消失，细胞质大量流失，菌丝内部变成空腔，只有少量液泡残留。但值得注意的是，在所有细胞外表面，都包裹有一层形状不规则的高电子密度物质，疑似细胞内部的细胞质（图 3-13）。同时，也发现有菌丝细胞壁破裂以及不完整隔膜的形

成等现象 [图 3-13（a）],但其细胞壁厚并无明显变化。

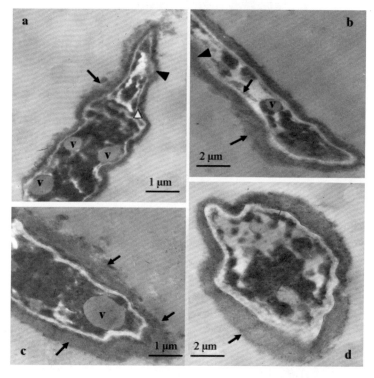

图 3-13　高浓度 CF66I（120.0 μg·mL⁻¹）对菌丝细胞超微形态的影响。注意：在细胞表面附着大量不规则的高致密性物质(箭头),同时发现有细胞壁和细胞膜部分缺失(▼),细胞器坏死等现象

Fig 3-13 TEM images of hyphal cells grown with 120.0μg ml⁻¹ of CF66I for 12h. Note the presence of large amounts of surrounding fabrillar materials detached to the fungal cell wall (arrows). Partial loss of cell wall (filled triangles) and cell membrane, and deterioration of intracellular organelles were also seen.

　　当高浓度 CF66I（120.0 μg·mL⁻¹）与细胞作用超过 24 h 时,菌丝体已被完全破坏,顶端细胞壁破裂,细胞质消失,细胞内部完全坏死,但有趣的是,在这些细胞外表面,并未发现有上述形状不规则的高电子密度物质包裹(图 3-14,箭头)。

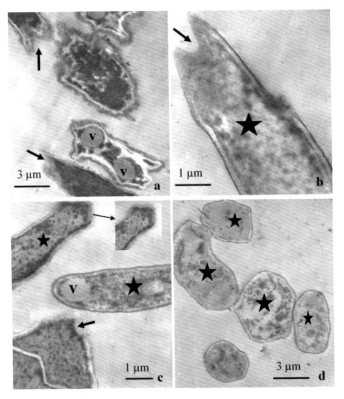

图 3-14　CF66I（120.0 μg·mL^{-1}）作用于尖孢镰刀菌 24 h 后的透射电镜照片。

注意：菌丝细胞顶端被完全破坏（箭头），且细胞质流失导致细胞完全坏死（星号）

Fig 3-14 TEM images of hyphal cells grown with 120.0 μg mL^{-1} of CF66I for 24 h. Note the collapse and disruption of the hyphal tips（arrows）. Almost all hyphal cells were completely necrotic and intracellular materials disappeared（stars）.

3.3.2.5 CF66I 对细胞壁几丁质合酶基因 mRNA 表达水平的影响

如前所述，真菌细胞壁荧光染色和透射电镜观察的结果表明 CF66I 对真菌细胞壁，尤其对几丁质合成和分布产生重要影响。因此本小节从分子水平上考察了 CF66I 对调控几丁质合成与分布的三个主要几丁质合酶基因表达水平的影响。

（1）细胞总 RNA 的提取

对照组和实验组中提取的总 RNA 经 2% 琼脂糖凝胶电泳后，均出现 2 条明显的特异性带，分别为 28S rRNA 和 18S rRNA，但 5S rRNA

条带较弱(图 3-15)。实验结果证明提取的总 RNA 质量较好,可用于后续研究。

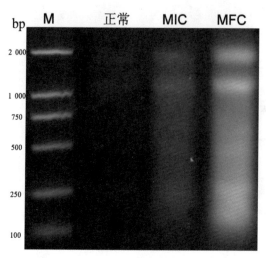

图 3-15　尖孢镰刀菌总 RNA 琼脂糖凝胶电泳图。M: DNA 分子量标准 DL2000

Fig 3-15 Electrophoresis of total RNA extracted from *F. oxysporum* (control and treated). M: DNA molecular marker DL2000

（2）目的基因标准品的制备

以提取的细胞总 DNA 作为模板,利用所设计引物分别对细胞壁几丁质合酶三个主要结构基因进行普通 PCR 扩增,产物经琼脂糖凝胶电泳纯化分别得到 161 bp（*chs1*）、192 bp（*chs2*）和 185 bp（*chs3*）大小的基因片断,与预期结果一致,实验结果如图 3-16。

（3）内参基因及目的基因标准曲线的构建

对纯化后的各基因片段标准品分别进行 10 倍系列稀释,采用优化的反应条件进行 SYBR Green I real-time PCR,得到了相应的 S 形的荧光定量 PCR 扩增曲线,如图 3-17 所示。以 DNA 片段的相对拷贝数的对数为横坐标,以 C_t 值为纵坐标,分别得到各基因的标准曲线,如图 3-18 所示。结果表明,各基因在较广的范围内均有很好的线性关系,其中内参基因 28S rRNA 标准曲线的相关系数为 $R^2=0.989\,40$,PCR 扩增效率根据公式 %E=（ $10^{-1/Slope}-1$ ）×100 计算为 100.4%；*chs1* 的相关系数为 $R^2=0.996\,81$,PCR 扩增效率:102.3%；*chs2* 相关系数为 $R^2=0.996\,70$,PCR 扩增效率:94.8%；*chs3* 相关系数为 $R^2=0.997\,40$,PCR 扩增效率:103.1%。

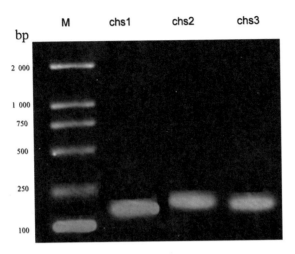

图 3-16 *chs1*, *chs2* 和 *chs3* 基因标准品的 PCR 产物电泳图。M：DNA 分子量标准 DL2000

Fig 3-16 Electrophoresis of *chs1*, *chs2* and *chs3* genes. M：DNA molecular marker DL2000

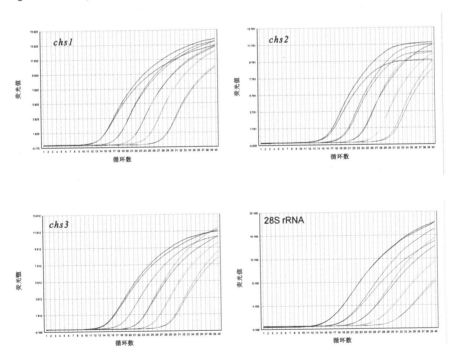

图 3-17 目的基因标准品特异性荧光定量 PCR 扩增曲线

Fig 3-17 Specific amplification plot of *chs1*, *chs2*, *chs3* and 28S rRNA standards by Real-time PCR

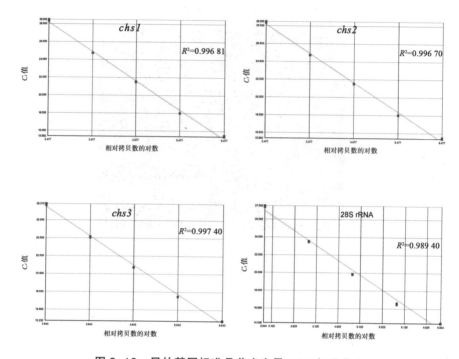

图 3-18　目的基因标准品荧光定量 PCR 标准曲线

Fig 3-18 Standard curve of *chs1*, *chs2*, *chs3* and 28S rRNA standards by
Real-time PCR

（4）PCR 扩增产物熔解曲线分析

由于 SYBR Green I 染料能非特异性结合双股 DNA，为排除非特异性扩增和形成引物二聚体的可能性，在 SYBR Green I real-time PCR 反应之后进行了熔解曲线分析。结果表明，28S rRNA、*chs1*、*chs2* 和 *chs3* 基因的熔解温度分别为 83.5 ℃、80.5 ℃、78.5 ℃ 及 83.0 ℃，各基因熔解曲线均只有一个特异性峰，表明无引物二聚体及非特异性产物形成，因此所设计引物具有很好的特异性，结果如图 3-19。

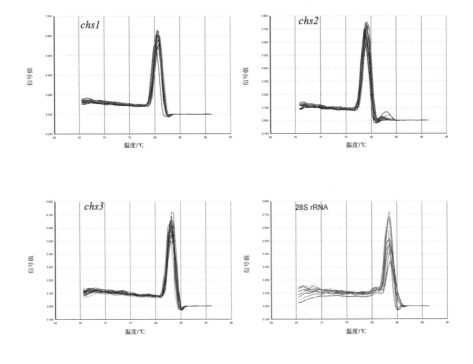

图 3-19　荧光 PCR 扩增产物的熔解曲线分析

Fig 3-19 Dissociation curves of fluorescence PCR products

（5）相对定量计算方法的确定以及 CF66I 对目的基因 mRNA 表达水平的影响

通过比较各基因标准曲线的斜率可以看出，内参基因 28SrRNA 和目的基因的扩增效率接近 100%，且相互间效率偏差小于 5%，因此可采用 $2^{-\Delta\Delta C_t}$（Livak）法分析由 CF66I 引起的细胞壁几丁质合酶三个目的基因 *chs1*、*chs2* 和 *chs3* 表达水平的变化。本实验采用的细胞样品分别是正常细胞、20.0 μg·mL^{-1} 的 CF66I 处理后的细胞和 120.0 μg·mL^{-1} 的 CF66I 处理后的细胞。

对各细胞样品中的 *chs1*、*chs2* 和 *chs3* 基因 mRNA 表达水平进行定量分析，利用内参基因 28S rRNA 进行校正，以正常细胞 *chs1*、*chs2* 和 *chs3* 的 mRNA 平均表达水平为基准，计算加入 CF66I 后，各目的基因 mRNA 表达水平的变化，以倍数升降表示（表 3-5）。结果发现低浓度 CF66I（20.0 μg·mL^{-1}）导致细胞中 *chs1* 和 *chs2* 基因的表达水平明显升高，分别为正常细胞的 13.9 ~ 18.4 倍和 5.7 ~ 7.5 倍，而

chs3 表达水平则明显下降,为正常细胞的 0.3 ~ 0.4 倍;高浓度 CF66I
(120.0 μg·mL⁻¹)对各自的基因表达的影响则不同,其中 *chs1* 表达水平
略有上升,达到正常细胞的 1.6 ~ 2.1 倍,而 *chs2* 和 *chs3* 的表达水平均
明显下降,分别为正常细胞表达水平的 0.7 ~ 0.9 倍和 0.3 ~ 0.5 倍左右。

表 3-5　CF66I 对细胞壁几丁质酶基因的 mRNA 表达水平的影响

Table 3-5 Effects of antifungal compound CF66I on mRNA expression level
of *chs1*, *chs2* and *chs3* genes

实验样本	C_t 值		*chs1*	*chs2*	*chs3*
	28S rRNA *				
正常细胞	Replicate 1	13.5	25.5	33.4	18.7
	Replicate 2	13.6	25.1	33.8	18.4
平均值 ΔC_t			11.7 ± 0.1	20.0 ± 0.1	4.9 ± 0.1
受抑制细胞(20.0 μg mL⁻¹)	Replicate 1	13.9	21.7	31.5	20.5
	Replicate 2	14.0	21.6	31.1	20.4
平均值 ΔC_t			7.7 ± 0.1	17.3 ± 0.1	6.5 ± 0.1
表达量差异($2^{-\Delta \Delta C_t}$)			13.9-18.4	5.7-7.5	0.3-0.4
被杀死细胞(120.0 μg mL⁻¹)	Replicate 1	14.2	25.0	34.7	20.5
	Replicate 2	14.1	24.7	34.3	20.3
平均值 ΔC_t			10.8 ± 0.1	20.3 ± 0.1	6.2 ± 0.1
表达量差异($2^{-\Delta \Delta C_t}$)			1.6-2.1	0.7-0.9	0.3-0.5

　* 28S rRNA 为内参基因,同一样品在同一实验中进行了重复测定,反应条件
均一致。

3.3　讨论

本章利用系列梯度稀释法测定了 CF66I 对多种植物病原真菌

的最小抑菌浓度(MIC)和最小杀菌浓度(MFC),得到了该化合物的抗菌谱。结果表明CF66I具有明显的广谱抗菌活性,浓度大于20.0 μg·mL^{-1}时,供试真菌的生长被完全抑制。与传统的抗生素相比,它的抗菌谱更广,Quan等发现它对人体病原真菌 *Candida albicans* 也具有良好的抗菌活性。另外,CF66I具有良好的酸碱耐受性、紫外光照稳定性和热稳定性,特别是在正常环境(pH 6.0 ~ −8.0,温度0 ~ 60 ℃)下其活性最高,即使在极端环境如强酸性或强碱性环境中,依然能保持较高的抗菌活性,因此CF66I可适应在不同条件下生物防治的需要。

作为一种新型的抗菌活性物质,对CF66I作用机理的研究是必不可少的。目前文献报道的抗菌机理主要分为以下三类:作用于真菌细胞膜、作用于细胞壁合成以及抑制细胞内核酸。不同种类的抗真菌剂具有不同的作用机理,而某些药物却表现出作用方式的多样性,可同时作用于真菌的不同部位或靶酶。咪唑类化合物,如克霉唑,在低浓度时抑制C$_{14}$-去甲基化,而高浓度时则直接破坏质膜,使细胞内的磷酸盐和钾离子向外渗透,抑制细胞内大分子合成。布替萘芬(Butenafine)低浓度下,抑制角鲨烯环氧化酶,高浓度时直接损害真菌细胞质膜。本章以尖孢镰刀菌作为研究对象,利用多种技术手段研究了CF66I对丝状真菌的抗菌机理,结果表明该化合物同样具有两种不同的作用机制,即低浓度抑菌,而高浓度杀菌。

荧光染色结果表明高浓度的CF66I(120.0 μg·mL^{-1})并没有从根本上改变细胞的外观形态,却破坏了细胞膜,导致真菌细胞死亡。TEM观察的结果也证实了这一结论:当CF66I作用时间超过12 h后,真菌细胞内部结构受到严重破坏,尤其是细胞膜,同时细胞壁外侧出现大量高电子密度物质;而当作用时间超过24 h时,这些物质却完全消失。近年来,类似现象也在一些抗菌药物,例如Oxiconazole和Sertaconazole等作用于致病性真菌的过程中出现,研究结果表明这些高电子密度的物质是细胞内泄漏的蛋白质等大分子化合物,而非电镜操作方面的失误造成的。因此,高浓度的CF66I作用于真菌细胞后,首先破坏细胞膜,导致细胞内部物质的大量泄漏,造成细胞死亡。

低浓度的CF66I(20.0 μg·mL^{-1})处理尖孢镰刀菌细胞后,细胞生长受到完全抑制,菌丝细胞外观形态发生显著变化,细胞膨胀变形,但PI染色后发现细胞仍然保持活性和细胞膜完整,而FDA染色结果却表明细胞内某些酯酶的活性受到了抑制,因此可以肯定的是,低浓度的

CF66I 的作用机理与高浓度时完全不同。

细胞代谢活性是细胞活性的一个重要指标,它通过细胞内酶的活性来判定。低浓度的 CF66I 造成了细胞内酯酶活性的丧失,可能是导致尖孢镰刀菌生长受到抑制的主要原因之一。Pina-Vaz 等和 Iwatani 等也发现了亲脂性的抗菌药物 ibupropen 和 butenafine 具有类似的作用方式,它们可以结合在细胞膜上抑制细胞内酶的活性,从而导致细胞生长受到抑制,同时另一些研究者还发现某些抗菌肽在低浓度时也以类似的方式干扰细胞正常的代谢途径。因此,低浓度 CF66I 作用于尖孢镰刀菌的方式可能与上述物质类似,即透过细胞壁并结合到膜上,抑制细胞内酶活性,干扰细胞正常的代谢途径,从而抑制细胞生长。另外,CFW 染色和 TEM 观察后发现 CF66I 明显改变了真菌细胞壁结构,导致细胞壁增厚以及几丁质合成与分布的异常。几丁质不再集中于细胞生长比较旺盛的菌丝顶端,而聚集于膨胀的菌丝细胞处,同时荧光强度的变化表明作用后的真菌细胞中几丁质含量明显升高。因此尖孢镰刀菌细胞壁是 CF66I 一个重要的作用靶点,而几丁质合成与分布异常则是造成其细胞壁结构发生改变的最根本原因。

真菌细胞壁是真菌细胞外的重要结构,主要由葡聚糖,甘露聚糖和几丁质等组成,为真菌抵御渗透压和机械力等提供保护。几丁质是 β - (1,4) 连接的 N- 乙酰葡萄糖胺(N-GlcNAC)的链状聚合物,是细胞壁的支架结构,在尖孢镰刀菌细胞壁中,它的含量可达到 10% 左右。几丁质合成是一个复杂的过程,其关键酶为几丁质合酶(Chitin synthase, Chs)。在不同的真菌中存在着一种至多种类别的 chs 同工酶,这些同工酶在维持细胞壁完整性、隔膜的形成、细胞成熟和分裂以及无性孢子产生等方面起重要作用。在致病真菌中还发现一些 chs 基因的缺失会使菌株的生长速率和感染能力同时减弱。由于在动物和植物中不存在几丁质,chs 被认为是抗真菌药物的理想靶标。本章首次从分子水平上考察了 CF66I 对尖孢镰刀菌细胞壁几丁质合酶三个主要结构基因(*chs1*、*chs2* 和 *chs3*)mRNA 表达水平的影响。结果发现:低浓度的 CF66I (20.0 μg · mL^{-1})与高浓度 CF66I (120.0 μg · mL^{-1})对几丁质合酶基因的 mRNA 表达水平的影响明显不同。低浓度时,*chs1* 和 *chs2* 基因的 mRNA 表达水平明显提高,菌丝形态也发生显著变化;而高浓度时 *chs1* 基因表达量基本不变,而 *chs2* 和 *chs3* 表达量则明显下降,但菌丝形态却与正常细胞无异。Magdalena 等研究发现,尖孢镰刀

菌 *chs1* 和 *chs2* 基因的单基因敲除通常不会导致明显表型缺陷,但 *chs3* 和 *chs5* 的单基因敲除却往往能导致菌株表型的明显缺陷,表明在丝状真菌中 *chs3* 和 *chs5* 基因扮演着重要的角色。然而在本章中,CF66I 的作用并未造成细胞壁几丁质合酶基因的缺失,而是影响了其三个主要结构基因的 mRNA 表达水平。在真菌几丁质合酶基因中,这三个主要结构基因同时含有催化结构域 I(Chitin_synth_1)和多次跨膜域(multi-transmembrane domain,MTM),它们的重叠协作来完成对几丁质的合成及运输,其中 *chs1* 的作用是修复细胞分裂造成的芽痕及初生隔膜的损伤,*chs2* 用于初生隔膜中几丁质的合成,*chs3* 合成孢子壁中的脱乙酰几丁质及芽痕和两侧细胞壁中 90% 的几丁质。因此,低浓度的 CF66I 造成的真菌细胞壁几丁质合成与分布异常可能是由于其极大地刺激了 *chs1* 和 *chs2* 基因的表达,从而修复了 CF66I 对真菌细胞壁的损伤,并影响了细胞壁几丁质的合成与分布。由于丝状真菌中的 chs 种类很多,作用机制较为复杂,因此 CF66I 对尖孢镰刀菌整个 chs 结构基因的调控机理还有待于进一步研究。

3.4 本章小结

1. 根据系列浓度稀释法,建立 CF66I 对植物病原真菌的抗菌谱。结果发现该化合物具有广谱抗真菌活性,其中对 *Colletotrichum lindemuthianum*、*Rhizoctonia solani* 和 *Curvularia lunata* 三种真菌的活性最强,其 MIC 均为 2.5 μg·mL^{-1},同时该化合物还表现出了较强的杀菌活性,对三种真菌的 MFC 值均低于 4 μg·mL^{-1}。

2. 以新月弯孢作为指示菌,研究不同因素对 CF66I 的抗菌活性的影响。结果表明该化合物对紫外光照、温度(−70 ~ 120℃)以及环境酸碱度(pH 4.0 ~ 9.0)等具有良好的稳定性。

3. 利用相差显微镜观察了 CF66I 对新月弯孢和其他丝状真菌的抗菌效果,发现处理后的菌丝细胞出现相似的形态变化,猜测该化合物对丝状真菌可能具有相同的作用机制。

4. 以尖孢镰刀菌为对象,研究 CF66I 对丝状真菌的作用机理,得到了以下主要结果：

（1）低浓度的 CF66I（20.0 μg·mL^{-1}）可使尖孢镰刀菌细胞生长受到完全抑制，菌丝形态发生显著变化，但细胞仍然保持活性。荧光染色结果表明 CF66I 抑制了细胞内某些酯酶的活性，同时真菌细胞壁结构发生明显变化，厚度增加并伴随几丁质合成与分布异常，这些结果意味着 CF66I 干扰了细胞正常的代谢途径。

（2）高浓度的 CF66I（120.0 μg·mL^{-1}）可完全杀死尖孢镰刀菌，但菌丝形态却无明显变化。透射电镜观察和 PI 染色后发现作用后的真菌细胞膜被完全破坏，同时细胞内部结构也出现紊乱，因此高浓度的 CF66I 的首要作用位点可能是真菌细胞膜。

（3）本章首次从分子水平上考察了 CF66I 对尖孢镰刀菌细胞壁几丁质合酶三个主要结构基因（*chs1*、*chs2* 和 *chs3*）的 mRNA 表达水平的影响。结果表明 CF66I 对这三个酶基因的表达水平产生不同的影响，而这也可能正是导致真菌细胞壁结构发生异常的主要原因之一。

参考文献

[1] 陈轶林，张承来. 微生物源活性物质的开发与化学新农药的创制 [J]. 中国抗生素杂志，2006，31：80-86.

[2] Jenniefr LP and Doug GS. Diversity of the *Burkholderia cepacia* complex and implications of risk assessment of biological control strains[J]. Ann Rev Phythtol, 2001, 39: 225-258

[3] Quan CS, Zheng W, Liu Q, et al. Isolation and characterization of a novel *Burkholderia cepacia* with strong antifungal activity against *Rhizoctonia solani*[J]. Appl Microbiol Biotech, 2006, 72: 1276-1284.

[4] Mahmoud AG, Louis BR. Antifungal agents: mode of action, mechanism of resistance, and correlation of these mechanisms with bacterial resistance[J]. Clin Microbiol Rev 1999, 12: 501-517.

[5] Michael RY, Nannette YY. Mechanisms of antimicrobial

peptide action and resistance[J]. Pharmacol Rev，2003，55：27-55.

[6] Iwatani W，Arika T，Yamaguchi H. Two mechanisms of butenafine action on *Candida albicans*[J]. Antimicrob Agents Chemother，1993，37：785-788.

[7] Melchinger W，Polak A，Müller J. The effects of amorolfine and oxiconazole on the ultrastructure of *Trichophyton mentagrophytes*. A comparison[J]. Mycoses，1990，33：393-404.

[8] Figueras M J，Cano J F，Guarro J. Ultrastructural alterations produced by sertaconazole on several opportunistic pathogenic fungi[J]. J Med Vet Mycol，1995，33：395-401.

[9] Pina-Vaz C，Sansonetty F，Rodrigues AG，et al. Antifungal activity of ibuprofen alone and in combination with fluconazole against *Candida* species[J]. J Med Microbiol，2000，49：831-840.

[10] Yeaman MR，Yount NY. Mechanisms of antimicrobial peptide action and resistance. Pharmacol Rev，2003，55：27-55.

[11] Martin-Udiroz M，Madrid MP，Roncero MIG. Role of chitin synthase genes in *Fusarium oxysporum*[J]. Microbiology，2004，150：3175-3187.

[12] 李秀峰，庄佩君，唐振华. 真菌中的几丁质合成酶 [J]. 世界农药，2000，22（5）：33-38.

[13] Roncero C. The genetic complexity of chitin synthesis in fungi[J]. Curr Genet，2002，41：367-378.

[14] Yamada E，Ichinomiya M，Ohta A，et al. The class V chitin synthase gene csmA is crucial for the growth of the chsA-chsC double mutant in *Aspergillus nidulans*[J]. Biosci Biotechnol Biochem，2005，69：87-97.

[15] Soulié MC，Perino C，Piffeteau A，et al. *Botrytis cinerea* virulence is drastically reduced after disruption of chitin synthase class III gene（Bcchs3a）[J]. Cellular Microbiol，2006，8（8）：1310-1321.

[16] 冯贻安，崔志峰. 真菌几丁质合酶的研究进展 [J]. 微生物学通报，2008（2）：267-271.

作为一种重要的人体条件致病性病原真菌,白色念珠菌是引起很多疾病的主要原因之一,尤其是免疫力低下的病人,如艾滋病人以及某些进行过器官移植的患者,更易成为其感染的受害者。虽然已开发了众多的抗真菌药物对其进行防治,但由于药物产生的副作用以及近年出现的耐药性菌株,促使人们不得不寻找其他新型、有效的抗真菌药物。

CF66I 是从洋葱伯克霍尔德菌代谢产物中发现的一种结构新颖的化合物。前期研究表明 CF66I 对白色念珠菌等酵母菌具有良好的抗菌活性,同时,该化合物稳定且抗菌谱广,具备成为医用抗生素的有利条件。因此,本章系统研究了 CF66I 对白色念珠菌的体外抗菌活性,并采用生化分析、超微形态电镜观察、荧光染色以及双向电泳等技术,对其作用机理进行了深入解析,以期确定其作用靶点,为其作为一种新型有效的抗真菌药物的开发了提供理论支持。

4.1　CF66I 对白色念珠菌的抗菌活性

4.1.1 材料与方法

4.1.1.1 材料

CF66I：约 50 mg，本实验室制备并于 4 ℃保存备用，具体方法见 2.1.3.2；

　　YPD 固体培养基：酵母粉 1%，蛋白胨 1%，葡萄糖 2% 和琼脂 2%；

　　YPD 液体培养基：酵母粉 1%，蛋白胨 1%，葡萄糖 2%；

　　PDA 培养基，制备方法见 2.1.1.2。

4.1.1.2 实验菌株

白色念珠菌（ *C. albicans* CGMCC 2.538 ）由中国微生物菌种保藏中心提供，于 4℃保藏在 YPD 固体培养基上，并定期活化。

4.1.1.3 主要仪器与试剂

主要仪器：恒温培养摇床（HZ-9301k，太仓市科技器材厂）；pH 计（ Orion 410A⁺, Thermo Electron Co., USA ）和 96 孔板（ USA ）等。

试剂：两性霉素 B 和氟康唑均购自美国 Sigma-Aldrich 公司；其他试剂如氢氧化钠、盐酸等均为国产分析纯。

4.1.1.4 实验方法

（1）CF66I 对白色念珠菌最小抑菌浓度（MIC）和最小杀菌浓度（MFC）的测定

根据 NCCLS 推荐的系列稀释法和 3.1.1.4 中（4）所述方法，对 CF66I 的 MIC 和 MFC 值进行了测定，具体方法如下：用 YPD 液体培养基将活化好的白色念珠菌稀释成浓度为 10^7 cfu·mL^{-1} 的细胞悬浮液。在 96 孔板上每孔中分别加入 50 μL 的细胞悬浮液和 50 μL 不同浓度的

CF66I 溶液(0 ~ 30.0 μg·mL^{-1}),28 ℃或 37 ℃下分别培养 24 h 后观察。MIC 定义为能抑制真菌生长的 CF66I 的最小浓度。分别从未见细胞生长的孔中取 10 μL 培养液置于倒好的 YPD 固体培养基上,28 ℃培养 48 h,以未见菌落出现的 CF66I 最小浓度定义为 MFC 值。采用上述方法,同时测定两性霉素 B 和氟康唑对该菌的 MIC 和 MFC 值,以此与 CF66I 进行活性对比。

(2)CF66I 对白色念珠菌的抗菌活性

采用菌落计数法测定 CF66I 对白色念珠菌生长的作用曲线。真菌细胞悬浮在无菌水中至终浓度为 10^7 cfu·mL^{-1},然后加入不同浓度的 CF66I,28 ℃振荡培养,每隔 2 h 取 100 μL 培养液转移到 YPD 平板上,用三角棒涂布均匀,28 ℃培养 48 h,计算菌落数,并作生长曲线。

(3)pH 对 CF66I 抗菌活性的影响

用 5N 氢氧化钠或 5N 盐酸溶液将 YPD 液体培养基调节成 pH 分别为 4.0、5.0、5.11、6.0、7.0 和 7.4,加入 CF66I 至终浓度为 16.0 μg·mL^{-1}。接种 1% 体积的细胞悬浮液(10^7 cfu·mL^{-1}),28 ℃振荡培养 12 h,以相同条件下的不加抗菌物质的细胞培养液作为对照。从每份培养液中分别取 100 μL 置于 YPD 平板上,用三角棒涂布均匀,28 ℃培养 24 h 后计算菌落数。CF66I 的抗菌活性根据以下公式计算:[1−(处理样品的菌落数 / 对照菌落数)]× 100%。

4.1.2 结果

4.1.2.1 MIC 和 MFC 值的测定

CF66I 对白色念珠菌的 MIC 为 8.0 ~ 10.0·μg mL^{-1},而其 MFC 为 14.0 ~ 18.0 μg·mL^{-1}。在相同条件下,其活性比两性霉素 B 和氟康唑弱。同时,在相同培养基中,CF66I 的活性在 28 ℃时比 37 ℃要高;相同温度时,YPD 中的 CF66I 活性比 PDA 略高(表 4-1)。

表 4-1　CF66I 对白色念珠菌的 MIC 和 MFC 值

Table 4-1 MIC and MFC of the compound CF66I against *C. albicans*

培养基	化合物	28℃		37℃	
		MIC/ (μg·mL⁻¹)	MFC/ (μg·mL⁻¹)	MIC/ (μg·mL⁻¹)	MFC/ (μg·mL⁻¹)
PDA	CF66I	10.0	14.0	12.0	18.0
	氟康唑	4.0	6.0	6.0	8.0
	两性霉素 B	0.5	1.0	0.6	1.0
YPD	CF66I	12.0	18.0	14.0	18.0
	氟康唑	6.0	8.0	6.0	10.0
	两性霉素 B	0.5	1.0	0.6	1.0

4.1.2.2 CF66I 对白色念珠菌的抗菌活性

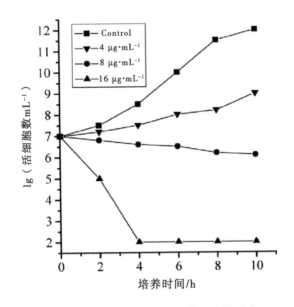

图 4-1　CF66I 对白色念珠菌活性的影响

Fig 4-1 Effect of CF66I on the viability of *C. albicans*

如图 4-1 所示，CF66I 的抗菌活性呈时间和浓度依赖性。4 μg·mL⁻¹ 的 CF66I 略微抑制白色念珠菌的生长。当浓度达到 8 μg·mL⁻¹ 时，真菌生长基本处于停滞状态。16 μg·mL⁻¹ 的 CF66I 则表现出了强烈的杀菌作用,作用 4 h 后活细胞数量明显减少。

4.1.2.3 pH 对 CF66I 抗菌活性的影响

pH 对 CF66I 抗菌活性的影响如图 4-2 所示。结果表明该化合物的抗菌活性是呈 pH 依赖性的,pH 在 6.0 ~ 7.4 时,对白色念珠菌的抗菌活性最高($\geqslant$ 90%),此 pH 范围也是人体正常的生理环境的 pH。pH $\leqslant$ 6.0 时,CF66I 的抗菌活性有所下降(75% ~ 90%)。但总的来说,CF66I 对白色念珠菌的抗菌活性较强,基本上能适应在各种酸碱条件下使用。

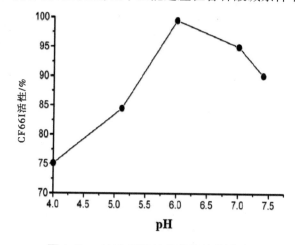

图 4-2　pH 对 CF66I 抗菌活性的影响

Fig 4-2 Influence of pH on antifungal activity of CF66I

4.2　CF66I 对白色念珠菌的作用机理

4.2.1 材料与方法

4.2.1.1 材料

CF66I:约 50 mg,本实验室制备 4℃保存备用,具体方法见 2.1.3.2。
培养基:见 4.1.1.1。

4.2.1.2 主要仪器与试剂

主要仪器：冷冻干燥机（Labconco，USA）；电子天平（PB-30032s，Switzerland）；荧光相差电子显微镜（Olympus BX51，Japan）；原子分光光度计（Hitach Z-2000，Tokyo，Japan）；流式细胞仪（FACSCalibur，BD，USA）RP-HPLC 系统和 LC-18 柱（250×4.6mm）（Shimadzu，Japan）；扫描电子显微镜（Hitachi S-3800，Japan）；透射电子显微镜（JEM-2000EX，Japan）；Multi Ⅱ 多功能电泳仪及其附件（GE，USA）；台式高速冷冻离心机（RX Ⅱ，Hitachi，Japan）；紫外可见分光光度计（Ultrospec 4300 pro，ABI，USA）和凝胶成像仪（GelDoc-It 300，USA）等。试剂：碘化丙啶（PI）、β-1,3-葡聚糖、甘露聚糖、几丁质均购自美国 Sigma-Aldrich 公司；β-1,6-葡聚糖（Calbiochem，La Jolla，USA）。双向电泳使用的试剂，如尿素（urea）、巯基乙醇、山梨醇、IPG buffer、二硫苏糖醇（DTT）、碘乙酰胺（iodoacetamide，IAA）、Triton X-100、甘油、过硫酸胺、矿物油、Tris 碱、十二烷基硫酸钠（sodium dodecyl sulfate，SDS）、苯甲基磺酰氟（PMSF）、考马斯亮蓝 G-250、溴酚蓝均为进口分装，购自大连开米隆公司；固相 pH 梯度胶条（IPGs）和 ExcelGel SDS 凝胶板购自美国 GE 公司；蛋白分子量 Marker（D532）购自大连宝生物公司；其他生化试剂如 NaCl、氯仿和甲醇等均为国产分析纯。

4.2.1.3 实验方法

（1）荧光染色及流式细胞仪检测

取 2 mL 白色念珠菌细胞悬浮液（10^7 cfu·mL^{-1}），加入 CF66I 至终浓度为 16.0 μg·mL^{-1}，以不加抗菌物质的培养液作为对照。28 ℃振荡培养 2 h，离心（3 000 r/min）去除上清液。收集到的细胞用 0.01 mol·L^{-1} 磷酸缓冲液（pH 7.4）洗涤三次，加入 1 mL PI 溶液（100.0 μg·mL^{-1}），4 ℃静置 30 min，再用缓冲液洗涤细胞，将多余的荧光染料去除。处理好的细胞样品用于荧光相差显微镜观察，另一部分则注入到流式细胞仪中进行细胞内荧光强度检测。

（2）钾离子流检测

白色念珠菌细胞经 CF66I 处理后，利用原子吸收分光光度计检测钾离子泄漏情况，由此来判断该化合物对真菌细胞膜的破坏。取活化好的细胞用去离子水悬浮至浓度为 10^7 cfu·mL^{-1}，加入 CF66I（16.0 μg·mL^{-1}），28 ℃振荡培养，每隔 2 h 取 0.1 mL 培养液，离心后取上清液，检测其钾离子浓度，以不加抗菌物质的培养液中钾离子量作为对照。细胞内外总钾离子浓度测定方法为：取相同体积的细胞悬浮液（10^7 cfu·mL^{-1}）在沸水浴中煮 30 min，离心去除菌体后测定上清液中钾离子浓度。钾离子泄漏量按以下公式计算：

$$K^+ 泄漏（\%）=（样品 [K^+]- 对照 [K^+]）/（总 [K^+]）\times 100$$

（3）白色念珠菌原生质体的制备

白色念珠菌原生质体的制备参照 Adams 和 Gross 推荐的方法。活化好的细胞离心（3 000 r/min）去除上清液，用生理盐水（0.9% NaCl）洗涤细胞两次，再用 1.4 mol·L^{-1} 山梨醇溶液洗涤一次。收集到的细胞用 HEPES 缓冲液（0.04 mol·L^{-1} HEPES、0.5 mol·L^{-1} MgCl$_2$、0.5% 巯基乙醇和 1.4 mol·L^{-1} 山梨醇，pH 7.4）悬浮至浓度为 10^8 cfu·mL^{-1}。将 Zymolyase 100T 溶液（100.0 μg·mL^{-1}）加入该细胞悬浮液中，于 30 ℃轻微振荡 2 h，利用相差显微镜观察细胞裂解程度，最后离心（2 000 r/min）获得原生质体。原生质体用含有山梨醇（1.0 mol·L^{-1}）的 0.01 mol·L^{-1} 磷酸缓冲液（pH 7.4）洗涤后悬浮在 YPD 培养基中备用，并通过血球计数板来计算原生质体的数量。

（4）白色念珠菌细胞及其原生质体对 CF66I 的吸收

处理好的真菌完整细胞和其原生质体分别悬浮在含 1.0 mol·L^{-1} 山梨醇的 YPD 培养基中至终浓度为 10^7 cfu·mL^{-1}，加入相同量的 CF66I。28 ℃振荡培养 2 h，然后将细胞或原生质体离心去除。上清中残留的 CF66I 利用凝胶色谱法（见 2.1.3.2）分离纯化后称量其质量。完整细胞或其原生质体吸收的 CF66I 量即为起始 CF66I 浓度减去上清液中残留的 CF66I 浓度。

（5）白色念珠菌细胞壁各组分的分离检测

白色念珠菌细胞壁各组分的分离收集如图 4-3 所示，具体方法如下：向细胞悬浮液中加入 16.0 μg·mL^{-1} 的 CF66I，28 ℃振荡培养，每隔 1 h 取一次细胞样品，离心（3 000 r/min）后获得菌体。用生理盐水洗涤菌体三次，冻干，用细胞破碎仪破碎五次（5 500 r/min，20 s），加入 10% 的预冷三氯乙酸后静置 20 min，离心（10 000 r/min）收集细胞壁碎片，用生理盐水洗涤十次，再加入 5 mL 6% 的 KOH 溶液，80 ℃静置 90 min。冷却后离心获得碱溶性组分甘露聚糖（mannose）和碱不溶性组分葡聚糖和几丁质(glucan 和 chitin)。碱不溶性组分用生理盐水洗涤两次,向其中加入葡聚糖酶(100 U),37 ℃轻微振荡 16 h,分离得到不溶性沉淀几丁质和含有葡聚糖(β -1,3- 葡聚糖和 β -1,6- 葡聚糖)的上清液。不溶性几丁质中加入几丁质酶(5 U),室温静置 16 h,将其水解后备用。

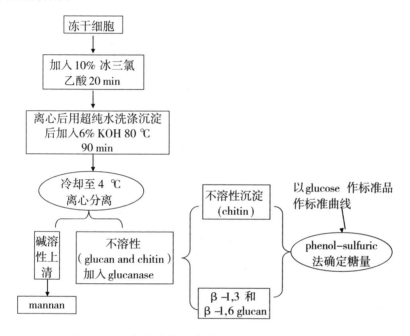

图 4-3　白色念珠菌细胞壁组分的分离收集及其测定

Fig 4-3 Cell wall components fractionation and determination of *C. albicans*

各组分糖浓度的测定参照 Dubois 等的方法。将 2.5 μL 苯酚(80%)和 250 μL 的浓硫酸加入 100 μL 的细胞壁各组分收集液中,30 ℃静置 30 min,490 nm 处测量吸光度。以标准葡萄糖溶液作吸光度(A_{490nm})浓度曲线,根据该曲线计算白色念珠菌细胞壁各组分多糖的浓度。

（6）CF66I 与白色念珠菌细胞壁多糖的特异性结合

利用抑菌圈试验研究白色念珠珠菌细胞壁多糖对 CF66I 抗菌活性的影响,以此来判断二者是否发生特异性结合。50 μL 的 CF66I 溶液(2 mg·mL^{-1})分别与 50 μL 的 laminarin（ β -1,3- 葡聚糖）,pustulan（ β -1,6- 葡聚糖）,mannan（甘露聚糖）和 chitin（几丁质）混合,其中各多糖的终浓度范围在 0.5 ~ 8.0 mg·mL^{-1}。混合物在 37 ℃下放置 5 h后,利用抑菌圈试验测定其抗菌活性大小：向 100 mL 溶化的 YPD 培养基（40 ℃）中加入 1 mL 细胞悬浮液（10^7 cfu·mL^{-1}），混合均匀后倒入灭菌平皿中，冷却后将直径为 0.5 cm 的牛津杯放置在平板上，分别加入上述含 CF66I 和细胞壁多糖的混合溶液，28 ℃培养 24 h，观察抑菌圈直径变化。

（7）白色念珠菌细胞膜总脂质及固醇的分离检测

为探讨 CF66I 对白色念珠菌细胞膜脂质生物合成的影响，按照图4-4 的方法，将正常细胞和 CF66I 处理后的细胞中的膜总脂质分别进行分离提取，方法如下：称取约 5 mg 冻干细胞，加入 15 mL 乙醇，80 ℃静置 30 min，然后在室温下加入氯仿 - 甲醇（1/1, v/v）溶液，搅拌 8 h。将上清液转移到试管中，真空干燥后称量，结果表示为 $\mu g·mg^{-1}$（细胞干重）。

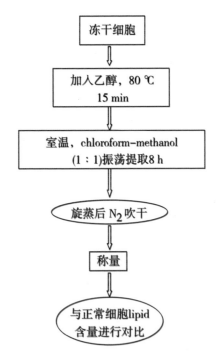

图 4-4　白色念珠菌总脂质的分离与测定

Fig 4-4 Isolation and determination of total lipids of *C. albicans*

白色念珠菌细胞膜固醇的提取方法如图 4-5 所示。向 25 mg 的冻干细胞中加入 10 mL 25% 的乙醇钾溶液（w/v），剧烈振荡 5 min，于 80

℃下静置 3 h。离心去除菌体,向上清液中加入石油醚反复振荡提取 3 次,取出上层有机相真空干燥,干燥后的固醇样品溶解在甲醇中备用。样品中的麦角固醇(Ergosterol)和羊毛固醇(Lanosterol)的含量利用反相高效液相色谱(RP-HPLC)法进行检测,条件为:柱子采用 C-18 柱 (250×4.0 mm,中科院大连化学物理研究所),流动相为乙醇 - 甲醇 - 水 (10/86/4, v/v/v)溶液,流速为 1.0 mL·min^{-1},于 210 nm 处紫外检测。利用购买的麦角固醇和羊毛固醇的标准品,预先作出在相同条件下的峰面积 - 浓度的标准曲线。根据 RP-HPLC 检测到的实验样品中两种固醇的峰面积,结合标准曲线分别计算其对应浓度,结果表示为 μg·mg^{-1}(细胞干重)。

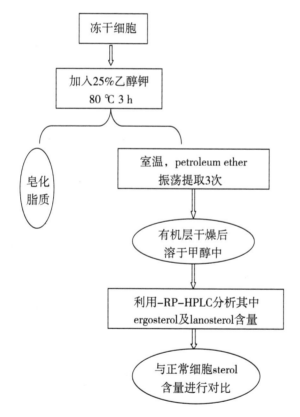

图 4-5　白色念珠菌细胞膜固醇的分离与测定

Fig 4-5 Isolation and determination of cell sterols of *C. albicans*

（8）扫描电镜（SEM）

将真菌细胞离心收集后用磷酸缓冲液（pH 7.4）洗涤 3 次,加入 2.5% 的戊二醛预固定 2 h,用相同缓冲液再次洗涤细胞,乙醇梯度脱水并进行临界点干燥,处理好的细胞喷金后在扫描电镜下观察。

（9）透射电镜（TEM）

细胞样品用 2.5% 戊二醛预固定后,用 1% 四氧化锇 4℃ 下后固定 20 h,乙醇梯度脱水,包埋于树脂中进行超薄切片,醋酸双氧铀和柠檬酸铅染色后在透射电镜下观察,加速电压为 120.0 kV,每个样品至少观察 5 个切片。

（10）CF66I 对白色念珠菌细胞总蛋白表达的影响

①细胞总蛋白的制备。将白色念珠菌接种到新鲜的 YPD 培养基中,28℃ 振荡培养,取对数生长期的细胞进行试验。分别取 4 ml 菌液（10^7 cfu·mL^{-1}）,一份离心后取菌体（对照）,另一份中加入 CF66I 至终浓度为 16.0 μg·mL^{-1},28℃ 振荡培养 12 h,离心取菌体。磷酸缓冲液洗涤 3 次,加入 0.5 mL 细胞裂解液（尿素 8 mol·L^{-1},Triton X-100 2%, 2-巯基乙醇 2%,IPG buffer 2% 和 PMSF 1 mmol·L^{-1}）悬浮细胞,利用细胞破碎仪对细胞进行破碎（5 500 r/min,20 s,10 次）,12 000 r/min 离心取上清即为细胞总蛋白。取适量对照组和 CF66I 处理组的上清液用 Bradford 法测定其总蛋白质浓度,其余样品冻存于 −20℃ 备用。

②应用固相 pH 梯度的双向电泳。

选择 11 cm 长的 pH 3.0 ~ 10.0 线性梯度的 IPG 胶条进行白色念珠菌总蛋白的双向电泳分析。

a. 第一向等点聚焦。IPG 胶条的再水化（再泡涨）:取 0.1 mL 的细胞总蛋白样品和 0.1 mL 的再水化液（尿素 8 mol·L^{-1},Triton X-100 2%,IPG buffer 2%,DTT 2 mg·mL^{-1} 和溴酚兰少许）混合,将其注入准备好的再泡涨盘的槽中,除去气泡,IPG 胶条胶面朝下放入到槽中,注意不要产生气泡,放置完毕后,在胶条上加入 2 mL 矿物油,盖上盖子放置 10 h 以上。

MultiTemp Ⅲ 恒温循环水浴温度设置为 20℃,将冷却盘放置在 Multiphov Ⅱ 设备上,并确保表面水平。打开恒温循环水浴。用吸管吸取约 5 mL 的矿物油到冷却板上,放置干胶条托盘,除去大气泡;在 Immobiline Drystrip 托盘上加入 10 mL 矿物油,将干胶条排列盘放在油的上方;用镊子取出水化好的 IPG 胶条放置在干胶条排列盘上;用

0.5 mL 超纯水将两条电极纸带浸湿后,将其横贯已对齐胶条的两端,电极纸带必须至少与各 IPG 胶条的表面部分接触。向托盘中加入约 70 ~ 80 mL 矿物油,安装电极,将红色和黑色电极插入到 Multiphov Ⅱ 设备上,进行第一向等点聚焦,程序设计如下:300 V 1 000 kVh,3 500 V 2 900 kVh 和 3 500 V 8 000 kVh。

b.IPG 胶条的平衡。等点聚焦结束后,取出胶条,用超纯水冲洗,将其放入试管中,加入 10 mL 平衡液 Ⅰ [50 mmol·L^{-1} Tris-HCl(pH 8.8),尿素 6 mol·L^{-1},甘油 30%(v/v),SDS 2%(w/v),溴酚兰 0.002%(w/v)以及 DTT 1%(w/v)],平衡 10 min;接着将胶条置于平衡液 Ⅱ [50 mmol·L^{-1} Tris-HCl(pH 8.8),尿素 6M,甘油 30%(v/v),SDS 2%(w/v),溴酚兰 0.002%(w/v)以及 IAA 2.5%(w/v)]中平衡 15 min。

c. 第二向 SDS-PAGE 电泳。

第一步:将平衡好的 IPG 胶条放置在湿润的滤纸上 5 min。

第二步:Multi Temp Ⅲ 恒温循环水浴温度设置为 15 ℃,加 3.0 mL 的矿物油至 Multiphor Ⅱ 冷却板上。

第三步:将 ExcelGel SDS 凝胶放在冷却板上。凝胶阴阳极端必须放置平正使之分别与冷却板上的负正极端网格线均匀接触。

第四步:剥去位于无色的阴阳极 ExcelGel SDS 缓冲条上的箔纸,让胶条光滑、狭窄的面向下且分别与对应的 SDS 凝胶的阴阳极边缘完全接触。避免在凝胶与缓冲条之间产生气泡。

第五步:将平衡好的 IPG 胶条安放在 SDS 凝胶上,使阴极缓冲条和 IPG 胶条相平行并相隔 2 ~ 3 mm。

第六步:吸取约 10 μL 的宽分子量蛋白 Marker 滴到一上样滤纸片上,将其置于 SDS 凝胶板边缘,确保加样片能与 IPG 胶条一端接触。

第七步:安装电极进行第二向 SDS-PAGE 凝胶电泳。

设置程序:300 V,45 min,此时打开盖子,移去 IPG 胶条和上样滤纸片;1 000 V,160 min。当溴酚兰移动到阳极缓冲条后,持续 10 min 后停止电泳,除去电极缓冲条,取下胶板。

d. 染色及结果分析

凝胶染色:将胶板放入到 200 mL 考马斯亮蓝染色液中(考马斯亮蓝 R-250 0.25% [w/v],甲醇 5% [v/v],乙酸 7.5% [w/v]),振荡 1 h,将胶板取出,用脱色液(甲醇 25% [v/v],乙酸 7.5% [v/v])振荡脱色 3 ~ 5 次,每次 30 min。

染色后的胶板利用凝胶成像仪获得图像,利用 PDQuest 2-D 软件进行差异分析。选择空白组和 CF66I 处理组全蛋白凝胶图像之间进行消减,斑点检测,匹配。采用自动和手工编辑进行点检测,将对照组与药物处理组白色念珠菌的图谱进行匹配分析,获得 CF66I 处理白色念珠菌后引起的细胞内总蛋白质表达差异情况。

4.3.2 结果

4.3.2.1 CF66I 对白色念珠菌微观形态的影响

正常白色念珠菌细胞呈圆形,表面光滑,直径约为 1 ~ 3 μm,较分散 [图 4-6 (a)]。在含有 CF66I 的培养基中生长的白色念珠菌形态发生明显变化,细胞膨胀变形(直径达到 8 ~ 12 μm)且聚堆生长,芽点增多且分布不规则。另外,细胞表面粗糙并出现裂纹,芽点处出现小孔等 [图 4-6 (b),(c),(d)]。

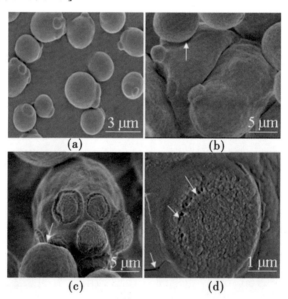

图 4-6 CF66I 对白色念珠菌微观形态的影响。(a)正常细胞,呈现个体状态,表面光滑,有芽点;(b,c,d)在浓度为 16.0 μg·mL⁻¹ 的 CF66I 的培养液中生长的细胞。细胞膨胀且形成簇状排列,表面粗糙变形,细胞壁出现裂纹(箭头),此外,芽点在细胞表面分布不规则等

Fig 4-6 Morphological changes of *C. albicans* induced by CF66I. (a) Control cells. All cells lie apart, showing smooth surfaces and polar bud scars. (b, c, d) Cells exposure to CF66I (16.0μg mL^{-1}). The volume of treated cells was increased markedly and clusters of interconnected cells were formed. Their surfaces were wrinkled and cracks (arrows) were observed on the cell wall. Randomly distributed bud scars were visible on the surface of the cells.

4.3.2.2 CF66I 对白色念珠菌超微结构的影响

正常白色念珠菌细胞内部结构清晰可见,如细胞壁(CW)、质膜(Pl)、线粒体(M)、细胞核(N)、液泡(Vac)等。同时细胞壁厚度均匀,约为 150 nm。细胞外层包裹一层纤维状物质,有文献报道其与白色念珠菌的致病毒力有关 [图 4-7 (a)]。

当白色念珠菌在含有 16.0 μg·mL^{-1} 的 CF66I 的培养基中生长 30 min 后,细胞内部结构发生明显变化:细胞膜部分溶解或与胞壁分离,胞核扩张,细胞内部结构混乱,细胞壁出现裂纹 [图 4-7 (b)]。当培养时间超过 1 h,细胞明显膨胀变形,细胞膜完全消失,细胞壁虽保持完整,但内部却完全坏死,只有少量脂肪体残留 [图 4-7 (c),(d)]。细胞膜的破坏以及细胞质的大量泄露可能与扫描电镜观测到的细胞壁上形成的裂纹或小孔有关。

更有趣的现象是,经 CF66I 处理过的细胞,其胞壁均有不同程度的增厚,与正常细胞相比,壁厚增大到 500 nm 左右 [图 4-7(b),(c),(d)]。同时细胞表面的纤维状物质消失,由此可以断定 CF66I 在一定程度上可降低真菌细胞的致病毒力。

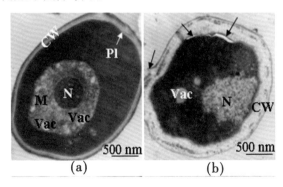

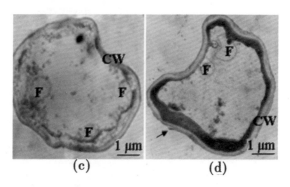

图 4-7　CF66I 对白色念珠菌超微结构的影响。(a) 正常细胞,细胞壁(CW),质膜(PI),线粒体(M),细胞核(N),液泡(Vac)等清晰可见;(b) 16.0 μg·mL^{-1} CF66I 处理 30 min 后的细胞,细胞壁增厚,细胞膜部分消失以及细胞核扩张等现象出现;(c,d) 16.0 μg·mL^{-1} CF66I 处理 1 h 后的细胞,细胞膨胀变形,细胞壁虽保持完整,但内部完全坏死,只有少量脂肪体(F)残留

Fig 4-7 Ultrastructural changes of *C. albicans* induced by CF66I. (a) Control cell. Cell wall (CW), convoluted plasmalemma (PI), mitochondria (M), nucleus (N) and vacuoles (Vac) were clearly seen. (b) Cells exposure to fungicidal concentration (16.0μg mL^{-1}) of CF66I for 30 min. Note the thickening of cells walls, partial solubilization of cytoplasmic membrane (arrows) and the enlargement of nucleus. (c, d) Cells exposure to fungicidal concentration of CF66I for1h. The cells swelled, whereas the cell wall remained intact, cell interior was completely necrotic and became empty. Only some fat deposits (F) were observed.

4.3.2.3 CF66I 对白色念珠菌细胞膜的影响

真菌细胞对 PI 的吸收以及细胞内钾离子的泄漏常被看作是细胞膜受到破坏的重要标志。实验结果发现:与正常细胞相比,CF66I（16 μg·mL^{-1}）作用于白色念珠菌 2 h 后,其细胞内钾离子泄漏量超过 90%[图 4-8(a)],与此同时,PI 染料大量渗透到细胞内部 [图 4-8(b)],且细胞内部的荧光强度明显增加 [图 4-8 (c)],标志着真菌细胞膜受到了严重破坏。因此可以断定 CF66I 对白色念珠菌的抗菌作用与其对真菌细胞膜的破坏密切相关。

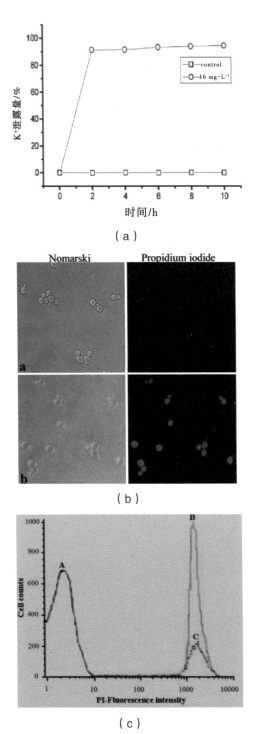

（a）

（b）

（c）

图 4-8   CF66I 对白色念珠菌细胞膜的影响。（a）CF66I 诱导的 K⁺ 泄漏；（b）PI

荧光染色照片;(c)流式细胞仪分析。正常细胞(A)和用 CF66I 处理过的细胞(B 16.0 μg·mL^{-1}; C 14.0 μg·mL^{-1})分别用 PI 染色后,用细胞流式仪测定其细胞内荧光强度,荧光度的增加标志着细胞对 PI 的吸收。

Fig 4-8 Effect of CF66I on the cytoplasmic membrane of *C. albicans* cells. (a) CF66I-induced K$^+$ release from *C. albicans*. Each of the symbols represents a mean value from three separate experiments. The error bars were too narrow for this display. (b) Fluorescent photographs of control and CF66I-treated cells. (c) Flow cytometric analysis. *C. albicans* cells were treated without (A) and with CF66I (B 16.0μg mL^{-1}; C 14.0μg mL^{-1}), and then stained with PI. Cellular fluorescence was examined by flow cytometer. The increase in fluorescence intensity represents the uptake of PI by the cells

对其细胞膜脂质成分进行分离检测,发现 CF66I 对真菌细胞膜脂质的生物合成产生了重要影响(表 4-2)。与正常细胞相比,CF66I 处理过的细胞膜总脂质含量明显减少。8 μg·mL^{-1} 的 CF66I 导致细胞内总脂质含量减少 15.3% 左右,而麦角固醇含量也随之减少 7.5%;高浓度的 CF66I(16 μg·mL^{-1})则对细胞脂质合成的影响更甚,总脂质和麦角固醇分别减少 59.9% 和 52.3%。另外,CF66I 处理后的细胞中,其羊毛固醇的含量明显上升。综合以上实验结果,CF66I 对细胞膜的破坏作用主要源于其对细胞膜脂质生物合成的抑制。

表 4-2 CF66I 对白色念珠菌细胞膜脂质合成的影响

Table 4-2 Effect of CF66I on lipid composition (μg·mg^{-1} cell dry weight) of *C. albicans*

CF66I 浓度 / (μg·mL^{-1})	细胞膜脂质 / (μg·mg^{-1} 细胞干重)		
	总脂质	麦角固醇	羊毛固醇
0	52.3 ± 0.3	6.7 ± 0.2	0.7 ± 0.1
8	44.1 ± 0.4	6.2 ± 0.2	1.0 ± 0.4
16	31.2 ± 0.1	3.5 ± 0.3	1.5 ± 0.5

4.3.2.4 白色念珠菌细胞及其原生质体对 CF66I 的吸收

众所周知,完整真菌细胞可以分为两部分:细胞壁和原生质体。因此,完整细胞与其原生质体对 CF66I 的吸收量的差值可视为真菌细胞壁对 CF66I 的吸收。如表 4-3 所示,在相同浓度下,完整细胞对 CF66I 的吸收量远远大于其原生质体对 CF66I 的吸收量:CF66I 浓度为 8 μg·mL⁻¹ 或 16 μg·mL⁻¹ 时,完整细胞可吸收全部的抗菌物质,而原生质体只吸收了其中的一小部分(3 或 7 μg·L⁻¹ × 10⁷cells),当 CF66I 大于 16 μg·mL⁻¹,吸收基本达到饱和。因此,这意味着 CF66I 在与白色念珠菌细胞相互作用的过程中,可能首先作用于真菌细胞壁。

表 4-3　白色念珠菌细胞及其原生质体对 CF66I 的吸收

Table 4-3 Uptake of CF66I to intact *C. ablbicans* cells and its protoplasts

CF66I 浓度 / (μg·mL⁻¹)	吸收程度 / (μg·L⁻¹ × 10⁷cells)	
	完整细胞	原生质体
8	8	3
16	16	7
20	17	7

4.3.2.5 CF66I 对白色念珠菌细胞壁超微结构的影响

透射电镜(TEM)对 CF66I 作用后的真菌细胞壁超微结构的检测结果如图 4-9 所示。正常细胞的细胞壁厚度均匀,约为 100 ~ 150 nm,且呈现多层结构。而 CF66I 作用后的细胞,其细胞壁明显增厚: 8 μg·mL⁻¹ 和 16 μg·mL⁻¹ 的 CF66I 导致细胞壁分别增厚至 300 nm 和 500 nm。

为了阐明这一现象,将 CF66I 作用后的真菌细胞壁成分进行了分离鉴定,并与正常细胞进行对比。在 16.0 μg·mL⁻¹ 的 CF66I 存在的条件下,随着作用时间的增加,真菌细胞壁中葡聚糖、甘露聚糖以及几丁质等多糖含量相对于正常细胞略有减少,但不明显(表 4-4)。此结果表明 CF66I 对真菌细胞壁多糖的生物合成几乎无影响。CF66I 对真菌细胞壁的破坏不像其他的多糖合成酶抑制剂,而极有可能是另外一种类似于 pradimicin 和 benamomicin 的作用机理:在不影响细胞壁多糖合成的情况下,与多糖特异性结合后,破坏细胞壁构象,影响壁膜的正常接触。

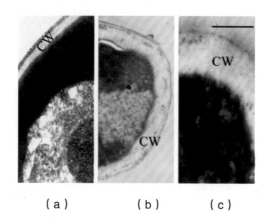

（a）　　　（b）　　　（c）

图4-9　白色念珠菌细胞壁超微结构的 TEM 照片。（a）正常细胞的细胞壁；（b）8 μg·mL⁻¹ 的 CF66I 处理 4 h 后的真菌细胞壁；（c）16 μg·mL⁻¹ 的 CF66I 处理 4 h 后的真菌细胞壁。细胞壁的变化清晰可见

Fig 4-9 TEM images of cell wall ultrastructure of *C. albicans*. Cells were grown without（a）or with 8 μg·mL⁻¹（b）and 16 μg·mL⁻¹（c）of CF66I for 4 h, respectively. Cell wall（CW）changes were noted. Bar=500 nm.

表4-4　CF66I 对白色念珠菌细胞壁多糖生物合成的影响

Table 4-4 Effect of CF66I on biosynthesis of cell wall components of *C. albicans*

细胞壁多糖	对照	CF66I 作用时间			
		1 h	2 h	3 h	4 h
葡聚糖	48.2 ± 2.3	46.7 ± 1.2	47.7 ± 0.6	47.6 ± 3.2	44.3 ± 1.7
甘露聚糖	38.7 ± 0.5	36.2 ± 1.3	37.4 ± 1.5	37.8 ± 2.6	32.5 ± 1.0
几丁质	3.2 ± 0.1	3.5 ± 0.3	3.0 ± 0.05	3.1 ± 0.6	2.9 ± 0.2

注：CF66I 在培养集中的浓度为 16.0 μg·mL⁻¹。结果表示为 μg·mg⁻¹（细胞干重）

CF66I 与白色念珠菌细胞壁多糖的特异性结合的实验结果如图 4-10 所示。CF66I 与细胞壁多糖（葡聚糖、甘露聚糖和几丁质）进行混合后，其抗菌活性并未受到影响，因此 CF66I 与它们基本上不发生特异性结合。

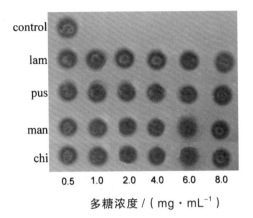

多糖浓度 / (mg · mL⁻¹)

图 4-10　CF66I 与白色念珠菌细胞壁多糖的特异性结合

Fig 4-10 Specific binding properties of CF66I to cell wall polysaccharides of *C. albicans*

4.3.2.6 CF66I 对白色念珠菌细胞总蛋白表达的影响

分别提取正常细胞和 CF66I（10 μg · mL⁻¹）处理后细胞的总蛋白进行比较蛋白质组学研究。两者的蛋白质斑点主要以低分子量（6.5 ~ 66.4 kDa）为主，且相对分子量分布基本一致；在 pI 分布方面，两者蛋白斑点主要集中在 pH 5.0 ~ 7.0 范围内，强酸性或强碱性的蛋白斑点较少。另外，CF66I 处理组的蛋白斑点数明显多于对照组，且斑点较大，染色较深（图 4-11 和图 4-12）。

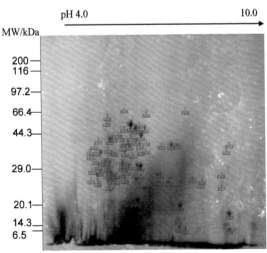

图 4-11　白色念珠菌正常细胞的总蛋白质 2-DE 图谱

Fig. 4-11 2-DE gel maps of total proteins in *C. albicans*（ pH 3-10 linear ）

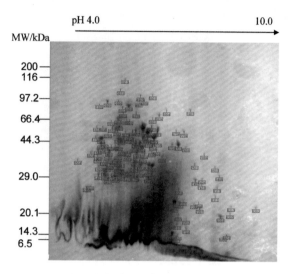

图 4-12　CF66I 处理白色念珠菌后细胞的总蛋白质 2-DE 图谱

Fig 4-12 2-DE gel maps of *C. albicans* proteins after treatment with

10 μg·mL^{-1} of CF66I (pH 3-10 linear)

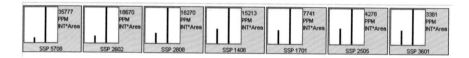

（a）表达上调蛋白

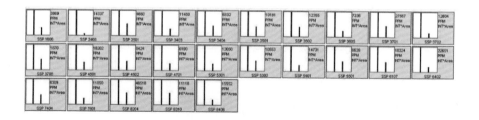

（b）表达下调蛋白

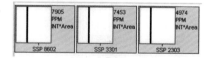

（c）CF66I 处理后缺失蛋白

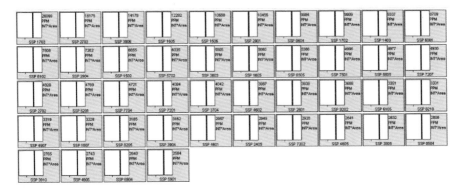

（d）CF66I 处理后新增蛋白

图 4-13　CF66I（10 µg·mL⁻¹）对白色念珠菌总蛋白表达的影响。每条竖线代表一个蛋白质,高度代表蛋白质在凝胶板上的吸光度值。

Fig 4-13 Changes in expression level of total protein in *C. albicans* after CF66I treatment（10 µg·mL⁻¹）

利用 PDQuest 2-D 软件分析发现,空白对照组有 91 个蛋白点,CF66I 处理组有 160 个蛋白点。同时发现,CF66I 处理后的真菌细胞中有 79 个蛋白质点发生了明显的质和量的改变,具体变化情况为:7 个表达上调蛋白(标号为 1406,1701,2505,2602,2808,3601 和 5708);25 个表达下调蛋白(标号为 1606,2408,2501,3403,3404,3501,3502,3605,3701,3702,3708,4501,4502,4701,5301,5303,5401,5501,6107,6402,7404,7601,8204,8310 和 8406);3 个 缺 失 蛋 白(标 号为 2303,3301 和 8602);44 个新增蛋白(标号为 305,504,604,1403,1502,1505,1506,1605,1702,1703,1807,2405,2601,2702,2703,2901,2904,3603,3704,3805,3904,3906,3910,4601,4602,4605,4905,4907,5605,5702,5901,6001,6102,6105,6201,6904,7201,7202,7207,7501,7704,8205,8210,9202),如图 4-13 所示。

4.3 讨论

　　本章首次研究了 CF66I 对人体重要的条件致病性真菌(白色念珠菌)的抗菌活性。结果发现:该化合物具有良好的快速杀菌活性,且呈浓度和作用时间依赖性。与目前常用的抗真菌药物,如两性霉素 B 和氟康唑等相比,相同条件下,活性相差不大,并且该化合物对白色念珠菌的抗菌活性稳定,基本上不受 pH 的影响,完全能够在人体正常生理条件下(pH 7.4)使用。

　　利用电镜观察抗菌物质对真菌细胞超微形态的影响是研究抗菌机理最常用方法之一。本章利用扫描电镜和透射电镜研究了由 CF66I 导致的白色念珠菌的超微形态变化,结果发现该化合物处理真菌细胞后造成的最明显的变化是细胞膨胀变形且表面粗糙。有文献报道该现象主要是由于细胞渗透性的变化引起的,而这种变化则源于药物在作用于细胞内部结构之前可能首先作用于真菌细胞膜或细胞壁。同时,透射电镜观察结果也证实,CF66I 处理后的真菌细胞壁结构发生明显改变,并且内部细胞膜受到严重破坏。因此,CF66I 对白色念珠菌的作用方式极有可能是多靶点的。

　　细胞壁是真菌独有的结构器官,它在维持细胞的生长和正常的生理功能上起着重要的作用。由于哺乳动物没有细胞壁,因而作用于真菌细胞壁的药物具有高效、低毒的特点。本章考察了相同量的完整白色念珠菌细胞(含细胞壁)和其原生质体对 CF66I 的吸收能力,结果发现 CF66I 与真菌细胞的相互作用过程中,它可以优先"吸附"到细胞壁上。同时,TEM 照片显示 CF66I 造成了真菌细胞壁结构的显著变化。因此,白色念珠菌细胞壁可能是 CF66I 一个重要的作用靶点。对作用后的真菌细胞壁成分进行分析后发现,各主要多糖成分及含量无明显变化,因此唯一的解释是 CF66I 能在不影响细胞壁多糖合成的情况下,破坏细胞壁构象。这种作用机理不同于目前常见的一些细胞壁合成酶抑制剂类药物,如 cilofungin(LY121019)和 papulacandin B 等,它们在

抑制 β - 葡聚糖合成的同时,却能够刺激细胞壁几丁质的生物合成,从而造成真菌细胞壁增厚。作用于真菌细胞壁的药物还存在另外一种作用机理,如普那米星(Pradimicin)和贝那米星(Benamomicin)类药物,在 Ca^{2+} 存在的条件下,它们可选择性地与真菌细胞壁上的甘露聚糖和甘露聚糖复合物特异性结合形成不溶性的复合物,破坏甘露聚糖的空间结构,从而引起细胞壁破裂。CF66I 作用后的真菌细胞壁上也出现裂纹和小孔(图 4-6),因此它的作用机理可能与上述两类药物类似,与细胞壁多糖结合破坏细胞壁构象。然而,CF66I 与细胞壁各主要多糖的特异性结合实验结果发现:该化合物与真菌细胞壁各主要成分,如葡聚糖、甘露聚糖以及几丁质等,均无明显特异性结合。因此,CF66I 作用于真菌细胞壁的作用机理是一种未见报道的独特方式。众所周知,真菌细胞壁由葡聚糖、甘露糖和几丁质等成分组成,各种成分通过共价键、疏水作用和氢键等相互作用而形成一个有机的整体。CF66I 对真菌细胞壁的作用方式极有可能是破坏了细胞壁各成分的相互结合力,即共价键、疏水作用或氢键,从而造成细胞壁的结构疏松。

近年来,真菌细胞膜通透性的变化已成为衡量抗菌物质是否作用于细胞膜的一个重要指标。CF66I 作用于白色念珠菌细胞后,导致细胞膜通透性明显增加,荧光染料 PI 渗透到细胞内部与核酸结合。由于真菌细胞膜外包裹一层细胞壁,而前面的研究显示细胞壁受到严重破坏,因此 CF66I 对细胞膜的作用可能与其失去保护,从而导致内外渗透压失衡有关。然而,对作用后的细胞膜脂质进行生化分析发现:与正常细胞相比,细胞膜总脂质含量明显减少,表明 CF66I 可能对细胞膜脂质的生物合成产生了抑制。在研究一些多烯大环内酯类抗真菌药物作用机制的过程中,也发现其对真菌细胞膜具有类似效应。另外,CF66I 作用于真菌细胞后,细胞膜中麦角固醇的含量明显下降,而其前体羊毛固醇含量却相应增加。在真菌麦角固醇的生物合成途径中,羊毛固醇的 C-14 位去甲基化反应是其合成的关键步骤,催化该步骤的 14α - 去甲基酶(14 α -demythylase)是一种细胞色素 P450 酶。麦角固醇前体(羊毛固醇)的增加和麦角固醇的减少正说明 CF66I 对 14α - 去甲基酶形成了抑制,从而阻断了固醇的生物合成途径。

真菌细胞膜与哺乳动物细胞膜相似,含有磷脂、鞘脂、固醇和蛋白质等多种成分。CF66I 导致白色念珠菌细胞膜总脂质的大量减少,虽然固醇含量也随之减少,但由于固醇在细胞膜中含量极少(约占 13%),

因此,这也意味着 CF66I 同时对细胞膜其他成分的生物合成产生抑制。多烯大环内酯类和咪唑类抗真菌药物在作用于真菌细胞后,会导致某些除麦角固醇外的其他细胞膜成分的含量大量减少,例如脂肪酸、三甘油酯和糖脂类等。所以可以肯定的是,CF66I 对真菌细胞膜脂质生物合成的抑制是多方面的。

真菌细胞内的所有物质的生物合成均是通过细胞内活性蛋白的调控来完成的。本章的研究结果表明 CF66I 作用于白色念珠菌是多靶点的,尤其是对真菌细胞膜的生物合成产生重要影响,而这就意味着 CF66I 对细胞代谢途径中的许多关键蛋白酶产生抑制。对细胞内全蛋白的双向电泳分析也证实了这一点。2-DE 谱图上出现了 79 个蛋白表达差异点,令人意外的是,其中有 44 个蛋白点是在正常细胞中不存在的,并且有 3 个蛋白点消失。下一步工作将会通过质谱分析,努力弄清这些差异蛋白为何种蛋白,从亚细胞蛋白质组水平寻找 CF66I 的作用靶点,为进一步阐明该化合物的抗菌机制奠定基础。

4.4　本章小结

本章研究了 CF66I 对白色念珠菌(*C. albicans* CGMCC 2.538)的抗菌活性,并从细胞超微形态、细胞膜通透性、细胞壁和细胞膜成分分析以及细胞总蛋白差异表达等方面对 CF66I 的作用机理进行了初步研究,得到以下主要结果:

1. 确定了 CF66I 对白色念珠菌的 MIC 和 MFC 值范围分别为 $10.0 \sim 12.0 \ \mu g \cdot mL^{-1}$ 和 $14.0 \sim 18.0 \ \mu g \cdot mL^{-1}$。同时,该化合物抗菌活性稳定,基本上不受 pH 的影响, pH 在 $6.0 \sim 7.4$ 时, $16.0 \ \mu g \cdot mL^{-1}$ 的 CF66I 对白色念珠菌的抗菌活性达到最大($\geq 90\%$)。

2. 首次揭示了一种不同于目前所知的对真菌细胞壁的作用机制: CF66I 可在不影响细胞壁生物合成以及不与细胞壁多糖发生特异性结合的情况下,破坏细胞壁多糖之间的共价键、疏水作用或氢键作用,影响细胞壁结构,造成细胞壁疏松破裂。

3. CF66I 可作用于白色念珠菌细胞膜,造成细胞膜通透性变化,而这种破坏作用源于该化合物对白色念珠菌总脂质生物合成的有效抑制。对麦角固醇合成的抑制表明 14 α - 去甲基酶是 CF66I 的一个潜在的作用靶点。同时，对细胞膜其他脂质，如磷脂、鞘脂和脂肪酸等生物合成的影响，也为后续研究中寻找其新颖有效的作用靶点奠定理论基础。

4. 比对分析 CF66I 对白色念珠菌作用前后的细胞总蛋白的 2-DE 图谱，发现 79 种差异表达蛋白，从蛋白组学角度进一步证明该化合物的作用方式绝不是单一的，而是多靶点同时作用的。

参考文献

[1] Marsh PK, Tally FP, Kelium J, et al. *Candida* infections in surgical patients[J]. Ann Surg 1983, 198: 42-47.

[2] Warnock D. Fungal infections in neutropenia: current problems and chemotherapeutic control[J]. J Antimicro Chemother, 1998, 41: 95-105.

[3] Quan CS, Zheng W, Liu Q, et al. Isolation and characterization of a novel *Burkholderia cepacia* with strong antifungal activity against *Rhizoctonia solani*[J]. Appl Microbiol Biotech, 2006, 72: 1276-1284.

[4] Woong SJ, Hong KK, Ki YL, et al. Antifungal activity of synthetic peptide derived from halocidin, antimicrobial peptide from the tunicate, *Halocynthia aurantium*[J]. FEBS Lett, 2006, 580: 1490-1496.

[5] Chaffin WL, Lopez-Ribot JL, Casanova M, et al. Cell wall and secreted proteins of *Candida albicans*: identification, function, and expression[J]. Microbiol Mol Biol Rev, 1998, 62: 130-80.

[6] Sentandreu R, Mormeneo S, Ruiz-Herrera J. Biogenesis of the fungal cell wall. The Mycota I: Growth, Differentiation and Sexuality (Wessels JGH and Meinhardt F, eds), 1994: 111-124. Springer-Verlag, Berlin, Germany.

[7] Christensen B，Fink J，Merrifield RB，*et al*. Channel-forming properties of cecropins and related model compounds incorporated into planar lipid membranes[J]. Proc Natl Acad Sci，1988，85：5072-5076.

[8] Franzot SP and Hamdan JS. Effect of amphotericin B on the lipids of five different strains of *Cryptococcus neoformans*[J]. Mycopathologia，1994，128：85-89.

[9] Hamdan JS and Casali AK. Effect of amphotericin B on the lipids of yeast cells of *Sporothrix schenckii*[J]. Mycopathologia，1996，13：125-131.

[10] 叶丽娟，王辂，朱辉. 抗真菌药物作用机制及真菌耐药机制的研究进展 [J]. 国外医药抗生素分册，2006，27（5）：221-227.

[11] Mónica VD，María TA，José FF. Effects of human lactoferrin on the cytoplasmic membrane of *Candida albicans* cells related with its candidacidal activity[J]. FEMS Immunol Med Microbiol，2004，42：181-185.

附录 1

尖孢镰刀菌细胞壁几丁质合酶三个主要结构基因序列

>gi|50429182|gb|AY572421.1| chitin synthase class I（chs1）gene，complete cds

GTTTCACAGTATCATTCGTTGACGCATTTATAACCGCTTCTC
CTGCGTCTGTAGCATCTTCGCATAACGTCACTCAAGCCTCGCAA
ACATTGGACCTCTCGCCCGCCCGCGGTTCCTTGGTCTCTGGTGG
GAACCGAAACCCGGGGCAACCACCAGCGCAACAGCAACAGTC
AATCAACCATAAACCATCTTTTGCGCAACTGTAACCGCCGCTCA
AAATAAGACCCAACCAAATACTTCAAAATCTTGTGTGTATAGCG
CCTCTTGTGCGCATAAACAACCGCAATCATGTCGTATAATCGCCT
AGGCAAGTACAGCACCCTTATCCCTTCCCATTTCTTTGATCATCG
TCATCTGCCCCTTTCTCTCCCTCAATATGAGACAGTCGAGACATA
CCCCTCCCTCTTAAACACCCCTGGGTAGAATTGCATTACATTGCG
ACTCGGCATACTGTTCACTCTTTGCTCTTGATACTCGGCAAACCT
GCAAAAGTGGCTATAATCTTATTCATCATCACCTGCAACAAGCTT
TCGTTGTGGTGATAAGGTTTATTGCTGCTGCGTCTCTATGCGCAT
CACCGAGGCACCATTCGCAAGTCTATTTACCTGCGCCCACTCAA

ATTGCTCTTCACACTAGTTGCCAACTCAAACAACAAACATACTC
TTGAACATATAAGTCTAACTACGATTGCCTTCAGACGACGATTAC
TATAACAACGAAATGGATCCTCGCTATGGGGCACAGCCTCAGCA
ACATCCACACCCTCACCGGACGCCTTCGCCAGGACAGCCGCTC
CAGCAAGGCTACCAGCTCGACGATAATCCCTTCGACGATGGCCG
ATATGGACAGTATGGCCCTTCTCAGCAGCACCTTGCTATGCCCTC
GGGCCCCGACCAGCACCGGTTACCTACTCCAAGCGATCATTTGA
ACCTCAATGCGGCTGTAAGTCTTCCTCGCCACATTGAACGTTGC
GCACGTGGTATCAAGCATTGAACTGACTTTGTCGCAGCAGTCCG
TCGACAATTTGTCTGGCTACGGCCCTCCTGGTGATTACGCCGTA
AACCCTGAAGCGCATCACGATGCCTACTACAACCAACCTTACGA
GCCTCGTCCTCAGCAGCAACCCTACGATCAGGGTTATGACCAAG
AATACGACCAACCCTACGATGATCACAGGCCTATGCTGCAACAT
CAACCATCAGATGCGCCAAGCGAACCATACCAAGACCAACCGC
AACAAGGTGGTGGAATTAAGCGCTGGAAAACCGTCAAGCAAGT
CCTCTTGTACCGCGGTAACCTGGTTCTGGATTGTCCTGTTCCTCC
AGTTCTGCTGCAACAGAACCCCCATGGAGAGCGTGATGAGTTC
ACACACATGCGATATTCCGCTGCGACTTGCGATCCCAATGACTT
CTACGACCACGACTTCACACTGCGACAGAGGCTCTTCACAAAG
CCCCGCCATACTGAGCTGTTCATTGTTGTGACAATGTATAACGAG
GACGATATTTTGTTTGCCCGAACCATGACCGGTGTTTTCAAGAA
CATCGAGTACATGTGTAACCGTCCCAACAGTAAGACATGGGGTA
AAGACGCGTGGAAGAAGATCGTCGTCTGTGTCGTCAGTGATGG
TCGTTCCAAGATCAACCCCAGGACCAAGGCTCTTTTGGCCGGTA
TGGGTGTGTACCAAGAGGGTATCGCCAAGCAGCAGGTCAACGG
AAAGGACGTCACAGCCCATATTTACGAATACACCACGCAAACTC
ACCTTCAGATCAAGAACGACGTTGTTCAGCTCGTCCACCGACGC
CAGCCAGTCCAAATGCTGTTCTGTTTGAAGGAGAAGAACGCCA
AGAAGATTAATTCACACAGATGGTTTTTTACGGCCTTTGGTAGA
GTCCTGGACCCTAACATTTGTGTGCTTCTCGATGCGGGTACTCG
ACCCGGTGGAAGCTCAATTTACCATCTCTGGAAGGCCTTTGATC
TCGAGCCCATGTGTAGTGGTGCTTGTGGTGAGATCAAGGCTATG
TTGGGTACTGGTGGAAAATACCTTCTGAACCCCCTCGTCGCTGC

TCAGAATTTTGAGTACAAGATGAGCAACATTCTCGATAAACCAT
TGGAATCTGCTTTTGGTTTTATCTCTGTGTTGCCCGGTGCCTTCT
CAGCCTACCGCTATGTAGCTCTTCAAAATGACAAGAACGGAAAG
GGGCCTCTTGAGAAATACTTCTTGGGTGAGACGCTCCACGGTGG
AAGCGATGCTGGTCTTTTCGAGTCCAACATGTATCTCGCCGAAG
ATCGTATTCTTTGCTTCGAGCTGGTCACTAAGCGCAACTGCCATT
GGATCCTGCAGTACGTCAAGTCAGCTACTGGCGAGACTGATGTT
CCCGATACGGTTACCGAGCTTGTTCTCCAGCGTCGTCGTTGGCT
CAACGGTTCTTTCTTCGCTGCTATCTACGCTATTGTTCACTTCCT
CGACTTCCTCCGATCTGATCACACTTTCTTGCGAAAGTTTGCCTT
CTTCATCGAATTCATCTTCAACACTATTAACATGATCTTCGCTTG
GTTCGCTATTGGTAACTTCTTCCTCGTTTTCAAGATTCTCACAAC
AAGTTTGGGAGATGATACGTTACTTGGGCGGACAGGAGAAATTC
TGGGTGTCGTTTTCACCTGGCTCTACGGTGTATTCCTGATTACTT
GCTTCGTTTTATCTCTGGGCAATCGACCAGCAGGTTCTGGTAGG
CTCTATACCGCCATGTGTTGGTTCTGGGCTATTATCATGATGTAAG
TTAACTGACATGCTTTTGCTGCCTGACACTAACAGCCGGCCAGC
TATCTATTGTTTGCTGCTATTTTCATCGCTGTCAAAGCTATCATAG
CTGACGTCAACGACGCAAACGGCTTTAATTTTGCAGACATCTTC
AAGAACAAGGTCTTTTACATGCTCATCATCTCAGTCATGTCGAC
ATTTGGTATCTGGTTGATCGCTTCGCTGATCATGCTGGATCCCTG
GCACATGGCTACCTCTTTGGTCCAGTACATGCTTCTCACGCCCA
CCTTTACAAATGTTCTGAACGTCTACGCCTTCTGCAACACCCAC
GATGTTTCTTGGGGTACCAAGGGTGACGACAAGGTTGAGAAGC
TTCCTTCGGTCAACACCAAGGATGGTACTGGAAAAACGGATCTG
CCCGACGAAGGAGATTTGAACGCACAATACCAGCGAGAACTTG
CTGTCTTTGCGCAGAAGCATGTTGAAGTCAAGACTACTCCTACT
CCCAGCCAGCTTCAGGAGAAGCAAATGGACTACTACAGAGGTG
TTCGTACTGGCGTCGTGCTCATCTGGATGGTGTCAAACTTTGGT
CTGGCGGCGCTTGTTCTGAGCTCTGCAGGTCTGGATCGAATCAG
CCCGAACAAGGATAAGGAAGCGGAACAGCTGAGCCGATCCAAC
ATCTACATGTCTATCGTCCTTTGGAGTGTGGCAGGTCTGAGCGC
GTTCAAGTTTATCGGTGCGATGTGGTTCTTGGTGGTGCGCATGTT

CCGAGGTGTCTAAGCTGAGAGGCGCAGCGCAACTTAGCTCGAA
CTTTTGGCGTGCAGGGAACGAGAAAGTTCGTTTAGCTTTCACAT
TATACCCATTTATGACGAGGGGCCCCTGGGGATTGAGGGACTCG
ATGTTGTTGAATAACGTACGTGTATGTAAACAAACTTTGATGTTG
GTCATGTCATGATGTTTTGACTCGGCTGCGGAGGATACGATACA
TACCAGGAAGGCGTTTGGTTTGCTTAGGCTAGGTTTATATCCTTA
GATGTGCACATACGAGGATGAATTTTACGTTAACTACGCTCTATA
CCATTTAGTATTTATTTTCTCGTGGTGTGGTTGTGTTTTTCATCGG
ATCCATAAAGTCCGATCGTGATATCATGAATCTTCTCACCAACG
TCTCTCCAACACCGCCTGTACCATCATGTCACGAACGCCCTCAC
TCTTCAATTGCCTAATCCGCACCCACCATATAACATCCCGCAAGA
AACTCTCCCGCGTACGTCGCGCAGCACAACAGCTAAACGTGGA
CTGGCTGTACGTGCGAAGCGGCGGGTCACCGGGGATAATGTTTG
CAGAAGGGCGCGATGAAGGTGGATTGACAGAGTGGGTATCTAC
GGTGCAAGCGCTGCGGTATAAAGACTTTAAATGTGTTGCGAACC
CGCGAAGGCTGAGGGCGTGGGAGACAAGGGC

>gi|50429184|gb|AY572422.1| chitin synthase class II（chs2）gene，complete cds

GAAACAAAGCGGGCCGCCAGAAATTGTGAGACCTGATGTA
AGACAGAGCTGTCCCAATTTGGATGCGTTGCCATGCCAACAGTG
CGACGTAATTTGTTTGGATTACCTTGTTAAGCTCCTCCCCCACCA
TTGGATCCTCACCTCTCTCATGCCCGCAACCAAACCCGATCCAA
AGCTCCGCTCGCTCCGTACTTTACTTTACCTGTCCTATTGTACTA
CAACATCCTGAGAAAAAAGGAGACATTCCGAAGAATCATTCAT
TGTTTTGTATTGCGATACTATTTGCGCGTTGTTTGTCTCTGCTGTC
TTTGTCTTGTCCCACCGCCATTCGACGACAATCTAAACCTACAC
CGACCACAAGCTCGTGCACAATCAACGCCTCGTTGATATCAGAG
TTTCAACTACCAACAAGAGGCGCAAATCAACATCAAAACCAAC
ACTGCTTTCACCATCTTTAGTACGCGATTCGGATCGTCTCAGCGG
CAGCAGCCGTCGAGATACAAAGTATCCTTCGCTTTTTAGACCCT
GAACCGTTACTCGAATAGCTCAGCTCGTATTGTCGCAAGTACCC
GCGTCCACTGCATTCCATTCCAGCCTCTCCTCGCCCAGTCATGG
ACCCGGAATATGTCGCGCCCGCCCGAACTACAGCCTCCCTCCTT

ATGATGAGGAGGACCTTCATCACACACCCACCGGTTACAGTCCC
GCTGCTGTGAGACTGTTGACATCCGAAGAACACTACGACTCTCA
TACGTATGTACCACCTCACCACCTAGCCAGAATCAGACACAAA
CACCTCCTGCACGCCCTCCCTCATCTCCTTCTGTTTCCCCTTCTA
CCTCACCTTCAAAGACAACACCCTCCCCTCTCGAACCGCCAGTA
GCGTTTCCTCCTCCATTGTCAATTTCACCTGTGAACATCACCATG
TCTTCAGAAAGGGAGGAACGGACCTTCAGGTCCAGCCCTGTCC
AACAAGATGACGTCCGGGAGAATATCTCCAACGAGAATCAAGA
ACATCCTTCACCAAATCCCCCTTCATACGCTTCTTCAATGGCCGA
ATCCCAGACTTTATTGCCTAAGAGGCCAATTATCGGCGGCCAGA
CTGCAAAGCTGCAGAACAAGAATAGAACTAGTGTCCACGTCGC
ATTTGCAGATCTTCCTCGAGATCTACCAGAGATTCCCGATGGTAT
CAGCGACAGGCGAAGAGTTCACAAGGAACAACAGCACCTTGGA
TTAGACACGACACCTCCCGTACCACCGCGCCCATTGAGCCGCTT
AAGGGATGTAAACTCACATGACAAACTTCCTAGTATCCGAAGTC
CTCGAAACCTCAACTATCAGCCGAGTGTTCGATCATCGAGATCC
GGTTCCATCTTCGACGATGCCCCATCAATGGCGCCCCCAGGGGG
TTCCTACGTGTCCTATGGTATGCATGATGATGGCTCTCCCCAGCG
ACCCTGGACGCCCTCGTCACGGGTGTCCGGATTCACAAGATCCG
ACTTATCAAGACCTCCTCCTTCAGATGGCATGTATGAGCCTTCCG
ATCTGAATGGGAGCCCCAGACCAGGAACACCATCCTCGAGATAC
GGCGGCAGTCCAAGACGTCCACTCCCTCCGGCACCTCTCTTTTC
AAACTCAAGGCAGCCTGTCCCGCCAATTGCAGACGATGCGACTA
TCTCTATTCCTTTGCATGATACTTACGACGACGATGTCTTTGCGC
CTGAATCCGACCTGAGTGATGCACGACCTCATCCAGTTGACCGC
AGCTCATATATGTCTTCTGAGTCGCAAGACACACTAAACGAGGG
AGACATGGAAGACTACGACAAGGTTGAGCATTATGGCCCTGCCC
CGACTGGTGCACAAGAGAGAAGAGGGTTCGCGCACCTCAAATG
TCAAGAAAGGAGGTCCAGCTCATCAACGGTGAGCTGGTGCTGG
AGTGTAAAATCCCGACAATTCTGTACAGTTTCTTGCCTCGAAGA
GGCGAGGTTGAGTTCACTCACATGCGTTACACCGCTGTTACGTG
CGACCCTGATGATTTTGTCGAAAGAGGCTACACATTGCGACAAA
CCTTTGGCAAGACTGTTCGAGAGACGGAATTGTTCATTTGTGTC

ACTATGTACAACGAAGATGAAATAGGATTCACTCGAACGATGCA
TGCCGTCATGAAGAACATCTCGCACTTCTGCTCTCGATCGCGCT
CCCGTACCTGGGGTGAGACTGGATGGCAAAAGATTGTCGTCTGC
ATTGTCTCTGATGGTCGAGAGAAGATCCACCCTCGCACTCTAGA
TGCGCTCGCTGCCATGGGTGTCTACCAGCACGGTATCGCAAAGA
ATTTGTCAACAACCGCGCTGTGCAAGCACACGTCTACGAATAC
ACAACCCAGGTCTCTCTCGATTCCGACCTCAAGTTCAAGGGTGC
CGAGAAGGGCATTGTTCCTTGCCAAATGATCTTCTGTCTCAAGG
AAAAGAACCAGCGTAAGCTAAACTCTCACCGTTGGTTCTTCAAT
GCCTTTGGAAAGGCTCTCAACCCGAACGTCTGCATTTTGCTGGA
TGTTGGTACTCGCCCCAGTGGCACCTCACTGTACCATCTCTGGA
AGGCCTTCGATACTGACTCCAACGTCGCTGGTGCTTGTGGAGAG
ATTAAAGCGATGAAGGGCAGACTGGGCGCTAACCTGCTCAATCC
TCTCGTTGCGTCCCAGAACTTCGAGTATAAAATGTCCAACATCC
TTGATAAGCCTCTCGAGTCCGTCTTCGGATACATTACTGTCCTTC
CCGGTGCCCTGAGTGCGTACCGATACCACGCGCTTCAGAATGAT
GAGACTGGTCACGGTCCTCTCAGCCAGTACTTCAAGGGTGAGA
CATTGCATGGTCAACACGCTGATGTCTTCACTGCCAACATGTAC
CTTGCTGAAGATCGTATCCTTTGCTGGGAGTTGGTCGCGAAACG
TGGTGAGAGATGGGTTCTCAAGTACGTTAAGGGATGTACCGGTG
AAACCGATGTGCCTGGTAAGATATTCTACTACGTTGAATCATGAA
TGCAACACTAACTCGGTGTAGATACTGTTCCTGAATTCATCTCAC
AACGTCGTCGATGGCTCAATGGTGCCTTCTTTGCCGCTGTTTACT
CCCTTGTCCACTTCAAGCAGATTTGGTTTACCGACCACACCCTT
GCTCGTAAAATCCTTCTGCACATGGAGTTCTTGTATCAGTTCATT
CAGCTCATGTTCACCTTCTTCTCCCTGGCCAACTTCTATCTCACC
TTCTACTTCGTTGCAGGCGGTTTGACAGACCCCAAAGTCGACCC
GTTCGGACACAACATCGCTACCGTCATCTTCCACATTCTGCGGTA
TGCCTGCGTGCTTCTCATATCAACACAATTTATCCTTTCTCTCGG
TAATCGACCTCAAGGCTCCAAGAAGCTATACCTGATCAGCATGA
TTATTTACAGCATCATCATGGTTTACACGACATTTGCTACATTTTA
CATCATTATTCACCAACTCACGTCCAAAGACGATAAGATCGAGA
TGGGTGACAACGTCTTTACGAATATGATTGTGTCTATCCTGTCTA

CGATCGGCATGTACTTCATCATGTCTATTTTGTATCTCGATCCATG
GCACATGATCACATCTTCGGCCCAGTACTTTATCCTTCTTCCCAG
CTACATCTGCACCTTACAAGTCTACGCCTTCTGTAACACACACG
ATGTTACCTGGGGTACCAAGGGTGACAACGTCATGAAGACTGAT
TCTTGGGGTGCTGTGGGTAAGGGTGAGACTGTCGAGCTGGAAA
TGCCCAGTGAACAGCTCGATATTGACAGTGGATACGATGAGGCT
CTTCGCAATCTCCGTGATCGTCTCGAAGTTCCCGAGTCTCCACC
TAGCGAATCTCAGTTGCAAGAGGATTACTACAAAGTGTGCGAA
CCTACCTCGTCCTCACATGGATGATCGGCAACGGTATCCTTGGTA
TGGCTGTATCGGAGATTTACAGTGCTAGAGGCATTGGCGATAACT
ATTACCTGCGCTTTCTCCTCTGGTCCGTCGCCGCTCTCGCCGTCT
TCCGTGCCATCGGCTCCACCACGTTTGCCGTCCTCAACGTGATC
AACATGATAGTGGAAGGTCGCGTGCGCTTGAGTCTCAAGGCAC
CGCGATGGATGGGCGGTCTAAAAGAGAGTCAACGACAAGAT
GAGCAGTGTGTCGAGCAACCTACGCAGTTGATGTACACATCATC
TTGAACTATTTGCGCTTGATTTTTGTTATGCATTTAGAAAATGGG
CATCTGCATCGGCGTGGTTTGGCGTTTTGGCATTTACATCTGCAT
GGAAATGATGAACTCTTCCCAGCTCTTTTCACTGGGAGGATGAC
GATTGAGCAGATGAGTTCTCGAAAAACTATGTGATGCCGGCCAT
GATTGTCGAGGCAACGAATGTTTTGATCAGAAAGTTTTGTTTAA
TGGACATATGTCAGGAATTCGCTTCTGGGGTATGAATTGGGTAAA
TAACAGAGGATAAATATGTATACCCCGGGTTCAATACGATAGTGC
TTGGTTAAGATAATCTCTACTAAATGTCATGGATGTGAAGCAAGG
GTTAATTAAGTTTTAGGCTTGAAGTTGAGATAGAGTCTATGTCAT
TCAACAATCTGGATGGTTCACGCAAAGTCTCAAATCATTGCGAA
AGTGTTTTCTACATGGAATAAATGCGTTCTTATCAGTTGCGCCGG
CCAAGTAAATACCACATCAAGCTATGCAAAATAAAGCAACAAAT
CATGATATCAAGGTTCATCCAACAGATCCTTCATTCTTTTCCTGT
CCCGATTGATGCTAACCACAATTTTCGTTCAGTCTTTTTAGTCGT
GATTTATTTATTCCTCGTCCTCTTC

>gi|50429186|gb|AY572423.1| chitin synthase class III（chs3）
gene, complete cds

GTGTATACGAGGCTTGTGCCCATGTGTCACCCTCCCAAAAA

TAGCATCGCCCTCTCGTCTGTTCTGACTTTTTGGCTGACAGGATT
AGCATGATGAGAGACTTCTACGTCACAGACCACAAACATCAAC
CAACCAATTCTGCAAAAGGTGGCATAATATGGAGCCACTAGTTA
CGCGGCGGAGGTCGATCTCTCTGGACCTAACCAGGATCCATGTT
CTTTTCTCTTCCCTTCTCTCACTGTGTTTTTCTAAGCTTCACAAA
GCAAGTTGACCTGTGTCGATGTACTGTACTGTAGCACGCCCCCT
CTAGGAAGCTCTGTCCAGTTTTTTTTCCCCCGATTTTTCCCCCTC
TTTCTTTCTTTTCTCCTTCTTTTTTGTGTCTATCACAGAATATCCT
CTCGTTTTTTGTATCGCATAACAAAAGTCGGCATCACATTTGACG
AAAAGAGGGTTTACTCCGTCCATCGTAATAACCTTTTTTTTTTTT
TTCTTACCGTCCCTCGTTTAATTCCCGTTTTTTGGCGCCGCATTG
CATCACAGCCCGGCACTTCCGATAACGAGCTCATCTTATCGCAT
GTCATAATCGGCAGATTTACCTGGGGATTGTTTTTTGTAAAAGAA
GAAAGAAGACCACGATATCGTCGCACATAATAACTCTCGCTTGA
TCAGTTATTTTTTGGAGTCTTTTTTGGACTGAGGGCAGAGAAGA
AGAGCGCAGTCATGGGTTTTAATCCGCAAGGCCAAGGCAACGG
CCCAAACTATGATGCGCCACGGGAAATGCAAGATTTACCAGCTG
GCCAAGCTGTAAGTTAGCTCTCTCAACAGTAAACCCAACGCAAT
TACACAGCGATCTAATCTTGCGCTTTCTCTGCAGTACCACTTTCG
CGAATCTGACGAAACAGCCGCCGCTCGTGTTTCTCCTGTGAGCA
ATCCTTACGAACCAGACTATGATCAATTGTCCCCTCCCCCTCCGC
TGGGCGCACAACGACCCGTGCCCGAGCAGAATGAGTCGAGCCG
CGATCTTCTACACAGTTCATACCAAGGCAGCGTAGGCCATAACA
GCTTTGACGGCCATAGTTTTGGTCACAATAGCTATGGACCTGGT
GCTTTTGGGCATTATCCTGCTGACCAGCACGGTCGCATGCCTGG
GTCTCCGGGCTACGAATACCCAGAGCCTGAGTACGATGTCGAAG
CTTCGCGTTTGGCAGAATCTCGTCTCTCCGTCATGCATCGCGCCC
CTACGATGCAAGATTGGGGTCAGAATGGCGAGGCTCTGTCTGTT
CCAGACTTTGCCCACGGACGCCCCGACTCAACGTACCAGGAGT
TCGATGTCGACGAGAGCTGGATGATGCGACAGCAGCAGAACCA
ACTCGCAGGTGGTCTCGGTCGCTCAAAGACCCGTAAAGTCAAG
CTCGTTCAGGGCTCCGTTCTCAGCATCGATTACCCCGTGCCCAG
CGCCATCAAAAACGCCGTTGAACCGCGATACCGAAGCGGTCCC

GGAAGCATGGAGGAGGAGTTCACAAAGATGCGCTACACAGCTG
CTACATGCGACCCCAACGATTTCACCCTGCGAAACGGCTTTAAC
CTCCGCCCCAAGATGTACAACCGTCATACAGAACTGCTCATCGC
CATCACCTATTACAACGAGGACAAGGTGCTACTTGCGCGTACCC
TCCACGGAACGATGCAGAACATTCGGGACATTGTGAACCTCAA
ACGCTCCAAGTTCTGGAACAAGGGCGGTCCTGCGTGGCAGAAG
ATCGTCGTTTGTCTCGTCTTTGATGGTATCGACAAGGTCGACAA
GAACGTTTTCGACGTGCTCGCGACGGTTGGTATCTATCAAGATG
GTGTTCTCAAAAAGGATGTCAATGGCAAAGAAACCGTCGCCCA
TATTTTCGAGTACACCAGCCAAGTCTCCGTGACACCCGATCAAC
AGCTCGTCCGTCCCGATCCCGACAAGCCTCATCGCAATCTCCCC
CCCGTCCAGTTTATCTTCTGTCTCAAGCAGAAGAACAGCAAGAA
GATCAATTCGCATCGCTGGCTCTTCAATGCCTTTGGCCGCATTCT
TAACCCGGAGGTCGCCATCCTCATTGATGCCGGAACGAAGCCGG
CCCCCCGCGCCCTGCTGTCCCTCTGGGAGGGCTTCTACAACGAT
CGTGATCTCGGCGGCGCCTGTGGAGAGATCCATGTCATGCTTGG
CAAGGGTGGAAAGATGCTTCTCAATCCACTCGTCGCGGTGCAG
AATTTCGAGTATAAGATCTCCAACGTCCTCGATAAACCGCTCGA
AAGTGCCTTTGGATATGTTAGTGTTTTGCCTGGTGCTTTCTCGGC
GTATCGCTTCCGCGCTATCATGGGTAGACCTCTGGAGCAGTACTT
TCACGGCGACCATACGCTCTCCAAATCATTGGGCAAGAAGGGTA
TTGACGGCATGAACATCTTCAAAAAGAACATGTTCCTTGCCGAG
GATCGAATTCTCTGCTTCGAGTTAGTCGCAAAGGCCAGTCAAAA
GTGGCATCTCAGCTATATCAAGGCCTCCAAGGGCGAGACAGATG
TTCCCGAAGGCGCTGCTGAGTTTATCGGTCAGCGACGTCGATGG
CTCAACGGATCTTTCGCTATGTCGCTCTATTCCCTCATGCATTTC
GGTCGAATGTATGGATCGGGGCATAACCTCATTCGTCTATTTTTC
TTGCACATCCAGTTCGTGTATAACTTGGTCAATGTGCTGTTCTCT
TGGTTCTCGCTCGCGGCTTTCTACCTCACCACCACCATCATCATG
AAGCTTGTCGGAACGCCCCAGGTTCTCTCGGAATACCATGGCTG
GCCATTCGGCGATACAGCCACGCCGATTGTCAACGTCCTGATCA
AATACATATACATCGCCTTCCTCGTCCTTCAATTCGTCCTCGCTC
TTGGAAACAGACCTAAAGGCGCACAATACACCTACGTCCTCTCC

TTCATGGTGTTCGGTCTCATCCAGCTGTATCTTCTCGTCTTGACT
GGTTATCTCGTGTACCGAGCTTTCACTGGAACGCCTATTGAGGA
GCAGATCTCCTTCGAGTCCGGAAAAGCCTTCTTTGATAGTTTCT
TCGGAGGCGATACCGGAGTCGCGGGACTGATCATTATTGCCCTC
TTCACCATTTATGGTCTCAACTACATCGCATCCTTCTTATACCTCG
ACCCGTGGCACATGTTCCACTCGTTCCCTCAGTATCTCGTCCTCA
TGTCCACGTACATCAACATCCTGATGGTCTACGCCTTCAACAAC
TGGCACGATGTGTCATGGGGAACAAAGGGCTCTGATACTGCCG
AAGCTCTGCCATCAGCCATGATCGTCAAGGATGAGAAGGGCAA
GGAAGCTGTGGTCGAGGAAATTGAGCAGGAACAGGAGGATATC
GACAGCAAGTTCGAGAAGGTCGTCTGGCGAGCTCTCGCACCCA
TGAGCGAAATGGCAGAGGAAAAGCCCGAGAAGAAGGACGTCG
AAGATTCGTACAAGTCTTTCCGAACTGGTCTTGTTATTCTCTGGC
TTCTCTGTAATATTGTTCTCATCGTCGTTGTCACCACAGACGATT
TCATCACTCTCGGCGTCTCAGTAAGTCACTCACTCTCCCTTGTCC
TCTATAACATACTAACGCTCCGCTCAGAAAGCAGCAGACGTCCG
CACGCCTACGTATTTCCGTGTTCTTCTTTACTCGACAGCTGTGCT
GTCTATTGTACGCTTCTTCGGCTTCCTTTGGTTCATTGGACGAAC
CGGCATCATGTGCTGCATTGCGAGACGATAAACCGGGGAGAGC
GTTTTGTCTGGTGAAATATCTTAATGAACTACATACTTTTGGGGT
TACAGGAGAAAATTTCGGTGTGATGCTTCTTTTCTGAGAGGTTT
TGGATGTTGGGATGGGATGGGTTTTGAGTTAATAGCGGCATGCA
ACGACTATTACTTATTGGCGTTGCAAATCAGAGGTAGATTGCTCT
CGGATTCTTAATCTAATCCGTATTTTTGTATTCGTGGATTGAGCCA
TATGCACGTAAATGTTTGACACCAACCCTCTTCACAGATGAAGT
CCGGTAACCAACATGAACATCTCTGGGCTCGTGAAGCATCCCGA
ACTTCACTGCCTTTCCACTTGATCTATTTTCCCATTGAGCCAGCT
ATTGCTGAAAGTATGTTCGTGGTCGCCTTTGAAACTATCATATAT
CGCGCGAACAGAGTCAGCCTCTAGCAAAACCGGTCAATGGGAT
CATTACTCCCGTCTCCCATATGTACAACCTAGCATCTACAACTTG
GACTTCAGTTCCAGCTTGCTCTCAGCCTCGTTTCTCTTTCGTCTC
CAGCTCTCCAACCTCGGTGCCACCATGTCACCCCAGATAACCAA
CCACTGCGGATCGAATGCTGGCAACTTGCGTCCATATGTCCCTT

GGGCAGGCTCTCCAGCAATATTCCTTAGATACTCAAAGAAGCTT
TCGTAGTCAGGCGCGATAGAGTAGTAGTCCTTTCCTCCTCTCTTC
TCATTCACACGTTGCCGCTCCCATTCCAGTTGCTCTGGGATAGA
GGGCAGTGCCTTCG

操作步骤：

第一次使用前应在去蛋白液 RD、漂洗液 RW 中加入无水乙醇，加入量请参见瓶上标签。

1. 样品处理

细胞悬液：离心取细胞，弃上清。每 $5 \sim 10 \times 10^6$ 动物细胞和植物细胞加入 1 mL 裂解液 RZ。加裂解液 RZ 前不要洗涤细胞，以免降解 mRNA。

2. 将匀浆样品在 $15 \sim 30\ ℃$ 放置 5 min，使得核酸蛋白复合物完全分离。

3. 可选步骤：4 ℃ 12 000 r/min（~13 400×g）离心 5 min，取上清，转入一个新的无 RNase 的离心管中。注意：如果样品中含有较多蛋白、脂肪、多糖或肌肉、植物结节部分等，可加此步骤离心去除。离心得到的沉淀中包括细胞外膜、多糖、高分子量 DNA，RNA 存在于上清溶液中。

4. 加入 200 μL 氯仿，盖好管盖，剧烈振荡 15 s，室温放置 3 min。

5. 4 ℃ 12 000 r/min（~13 400×g）离心 10 min，样品会分成三层：黄色的有机相，中间层和无色的水相，RNA 主要在水相中，水相的体积约为所用裂解液 RZ 试剂的 50%。把水相转移到新管中，进行下一步操作。

6. 缓慢加入 0.5 倍体积无水乙醇,混匀(此时可能会出现沉淀)。将得到溶液和沉淀一起转入吸附柱 CR3 中,4 ℃ 12 000 r/min（~13 400×g）离心 30 s,若一次不能将全部溶液和混合物加入吸附柱 CR3,请分两次转入吸附柱 CR3 中,4℃ 12 000 r/min（~13 400×g）离心 30 s,弃掉收集管中的废液。

7. 向吸附柱 CR3 中加入 500 μL 去蛋白液 RD（使用前请先检查是否已加入乙醇）,4℃ 12 000 r/min（~13 400×g）离心 30 s,弃废液。

8. 向吸附柱 CR3 中加入 700 μL 漂洗液 RW（请先检查是否已加入乙醇）,室温静置 2 min,4℃ 12 000 r/min（~13 400×g）离心 30 s,弃废液。

9. 向吸附柱 CR3 中加入 500 μL 漂洗液 RW,室温静置 2 min,4 ℃ 12 000 r/min（~13 400×g）离心 30 s,去除残余液体。

10. 将吸附柱放入 2 mL 收集管中,4 ℃ 12 000 r/min（~13 400×g）离心 2 min,去除残余液体。 注意:此步骤目的是将吸附柱中残余的漂洗液去除,离心后将吸附柱 CR3 在室温放置片刻,或置于超净工作台上通风片刻,以充分晾干。如果有漂洗液残留,可能会影响后续的 RT 等实验操作。

11. 将吸附柱 CR3 转入一个新的离心管中,加 30 ~ 100 μL RNase-free ddH$_2$O,室温放置 2 min,4 ℃ 12 000 r/min（~13 400×g）离心 2 min。洗脱缓冲液体积不应少于 30 μL,体积过小影响回收效率。且 RNA 应保存在 –70 ℃,以防降解。

注意:如果想提高 RNA 得率,可重复上步操作一次,合并两次得到的溶液。

附录3

TIANScript cDNA 第一链合成试剂盒使用说明

操作步骤：

1. 在冰浴的无核酸酶的离心管中加入如下反应混合物：1 ~ 5 μg 总 RNA 或 50 ~ 500 ng mRNA；2 μL oligo（dT）$_{15}$ 或 2 μL Random 或 2 pmol 基因特异引物；2 μL dNTP（2.5 mmol·L^{-1} each）；补 RNase-free ddH$_2$O 定容至 13.5 μL。

2. 70 ℃加热 5 min 后迅速在冰上冷却 2 min。简短离心收集反应液后加入以下各组分：4 μL 5×First-Strand Buffer；1 μL 0.1 mol·L^{-1} DTT；0.5 μL RNasin。

3. 加 1 μL（200 U）TIANScript M-MLV，轻轻用移液器混匀。如果用随机引物，请将离心管置 25 ℃温浴 10 min。

4. 42 ℃温浴 50 min。

5. 95 ℃ 加热 5 min 终止反应，置冰上进行后续实验或冷冻保存。如果需要用 RNase H 处理，进行步骤6。否则，进行步骤7。

6. 加 RNase H 1 μL（2U），37 ℃温浴 20 min 以降解 RNA。然后 95 ℃加热 5 min 使酶失活。

7. 用 RNase-free ddH$_2$O 将反应体系稀释到 50 μL，取 2 ~ 5 μL 进行 PCR 扩增反应。

操作步骤:

1. 在紫外灯照射下,从琼脂糖凝胶上小心切下含有目的基因的凝胶片段,放入离心管中并切碎,加入 3 倍体积的 Buffer QX1,剧烈震荡 30 s 后加入 10 μL 的 QIAEX Ⅱ。

2. 50 ℃加热,间断混合(每 2 ~ 3 min),直至凝胶快完全熔化(约需 10 min)。

3. 4 ℃,12 000 r/min 离心 30 s,弃上清后加入 500 μL 的 Buffer QX1,剧烈震荡后离心 30 s 弃上清,再加入 500 μL 的 Buffer PE,继续离心 30 s 弃上清。

4. 室温下干燥 10 ~ 15 min,直到离心管底部变白。

5. 向离心管中加入 20 μL 无菌水后剧烈震荡,室温下放置 5 min。12 000 rpm 离心 30 s,将上清转移到干警离心管中,-20 ℃保存备用。

进行相对基因表达分析普遍采用操作简便的 $2^{-\Delta\Delta C_t}$（Livak）方法，条件是目标基因和参照基因的扩增效率接近 100% 且相互间效率偏差在 5% 以内。步骤如下：

首先，对所有测试样本和标准样本，用内参基因的 C_t 值归一目标基因的 C_t 值：

$\Delta C_{t(\text{test})} = C_{t(\text{target, test})} - C_{t(\text{ref, test})}$

$\Delta C_{t(\text{calibrator})} = C_{t(\text{target, calibrator})} - C_{t(\text{ref, calibrator})}$

其次，用校准样本的 ΔC_t 值归一试验样本的 ΔC_t 值：

$\Delta\Delta C_t = \Delta C_{t(\text{test})} - \Delta C_{t(\text{calibrator})}$

最后，计算表达水平比率：

$2^{-\Delta\Delta C_t} =$ 表达量的比值

得到的结果是通过参照基因表达水平校准的试验样本种目的基因相对于校准样本的增加或减少的倍数，用参照基因校准目标基因的目的是弥补样本组织量的差异。

专业术语：

C_t：C 代表 Cycle，t 代表 threshold，每个反应管内的荧光信号达到设定的域值时所经历的循环数，该值的大小的主要是由扩增体系中模板的初始浓度决定的，研究发现它与模板的初始拷贝数的对数存在线性关系。

荧光域值（threshold）：PCR 反应的前 15 个循环的荧光信号作为荧光本底信号，荧光域值的缺省设置是 3 ~ 15 个循环的荧光信号的标准偏差的 10 倍。